SECRETS

ET REMEDES

E'PROUVEZ.

Dont les préparations ont été faites au Louvre, de l'Ordre du Roy,

Par deffunt M. l'Abbé ROUSSEAU, cy-devant Capucin & Medecin de Sa Majesté.

Seconde Edition corrigée & augmentée des Préservatifs & Remedes univer-sels ; tirez des Animaux, des Vege-taux, & des Mineraux, Ouvrage Posthume du même Auteur.

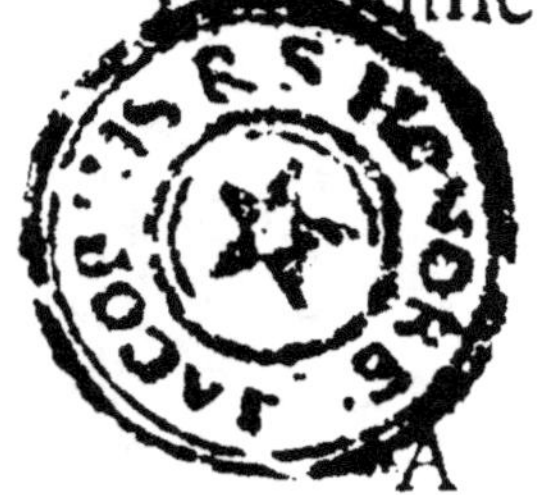

A PARIS,

Chez CLAUDE JOMBERT, prés des Augustins, à l'Image Nôtre-Dame.

M. DCCVIII.

AVEC PRIVILEGE DU ROY.

A LA MEMOIRE
de mon tres-cher, & tres-
bien-aimé Frere.

Avertissement neceſſaire ſur ſon
preſent Livre.

JE dois à la memoire de mon Frere
qui avoit tant d'amitié pour moy,
tant de charité pour les Pauvres &
tant de zele pour le Public, la publication de ſes Ouvrages. Je les appelle Ouvrages, quelques petits qu'en
ſoient les Volumes, par l'eſtime que
j'en fais, tant pour la profondeur &
la ſublimité des matieres qu'ils contiennent, que pour la pénétration de
l'Auteur & la clarté dont il les a trai-
tées.

Je commence par ſes experiences
de Phyſique & de Medecine, reſer-
vant à produire le Traité de Philoſó-
phie Theologique, qu'il a compoſé
en Latin, quand mes occupations ne-

AVERTISSEMENT.

ceffaires m'auront permis de le tra-
duire.

Si la maniere dont celuy-cy aura
été reçû me fait connoître qu'on ait
de l'empreffement pour l'autre, je
pourray y joindre un Effay de ma
façon, mêlé de Morale, de Jurifpru-
dence & de politique ; qui contien-
dra des moyens, à mon avis, de rendre en même tems les Souverains &
les Sujets heureux. Et felon le fuccés & l'approbation, je traduiray le
François en Latin pour les donner enfemble à toute l'Europe.

Les Livres de mon Frere ne font
non plus que des Effais qu'il ayoit faits
pour communiquer à fes amis, &
pour les perfectionner enfuite fur
leurs reflexions & fur leurs lumieres.
Mais Dieu, qui par les difpofitions
fecrettes de fa fageffe impénétrable,
ordonne de tout felon fon bon plaifir ;
nous en a privez en l'attirant à luy par
une maladie de cinq jours.

C'eft ainfi, que vous êtes le Maître, ô mon Dieu. J'étois cependant
moy-même à l'extrêmité, & j'aurois
fans doute inceffamment fuivy mon

AVERTISSEMENT.

Frere, fans le fecours & les Remedes de Monfieur l'Abbé Aignan , nôtre ancien & bon amy , confrere & co-inventeurs des découvertes de nôtre illuftre défunt.

Ne prenez donc pas garde fi le difcours de ce Traité n'eft peut-être pas dans toute la politeffe du langage d'aujourd'huy ; j'ai crû qu'il valoit mieux vous le donner en cet état, que d'y apporter du changement, crainte qu'en voulant le polir ou l'amplifier on en affoiblift l'énergie ou alterât la fcience. Le Lecteur comprendra beaucoup mieux la force & l'étenduë des raifonnemens dans le ftile naturel de l'Auteur. Je me fuis contenté d'y mettre des titres convenables, pour couper en efpeces de Chapitres la continuité du difcours, & en rendre la lecture plus commode & plus agréable : Et fi j'ay mis en marge des marques & des annotations ; ce n'eft que pour les moins appliquez, qui pafferoient peut-être fur ces endroits trop legerement. J'ay mis auffi une Table des Chapitres au commencement & une Table

AVERTISSEMENT.

des Maladies & des Remedes à la fin
du Livre, pour en faciliter & l'ufage & l'utilité. Utilité qu'il eft facile
d'étendre prefque à toutes les Maladies; par l'application & l'ufage de
la méthode excellente qu'il enfeigne
de préparer une infinité de Remedes,
que l'on n'a plus qu'à choifir avec
difcretion dans Ettmuller ou femblables Auteurs. Mais j'ay ajoûté fepa-
rement & par le dernier Chapitre
quelques procedez & Remedes particuliers, ou que j'ay trouvez dans
les Manufcrits de mon Frere, qu'il
m'a laiffez comme par Teftament, ou
qu'il m'avoit communiquez de fon
vivant; & à la perfection defquels
il travailloit actuellement. La preparation des Perles & du Corail, de
l'Antimoine, du Vitriol, du Mercure, du Sang]humain, de l'Urine, des
Excremens, &c. Une Effence particuliere de pain & de vin; le Remede des maux Veneriens; non pas celuy de deffunt M. d'Acqueville, parce
que j'en veux bien conferver le fecret
à fa veuve; mais celuy que mon
Frere m'envoya de Marfeille par fa

AVERTISSEMENT.

Lettre du 2. de Février 1680. que
j'ay gardée précieusement. Duquel à
la verité la composition n'est pas tout
à fait si facile; Mais aussi qui est incomparablement & plus seur & plus
prompt. Je n'ay pas crû devoir priver le Public de ces connoissances ;
ne doutant point qu'il ne se trouve
des Sçavans assez curieux & labo-
rieux, pour mettre la main à l'œuvre,
& les porter à leur derniere perfection.

Ne me sera-t'il point cependant
permis de répondre à quelques de-
mandes & à quelques objections qui
m'ont été faites à l'occasion de la
science & du Livre de mon Frere ?
Un grand Seigneur tout étonné s'é-
cria dernierement. Eh ! comment a-
vec tant de connoissances & de si
beaux Secrets est-il mort si promptement & si jeune ? A cinquante-un an !
s'il est vray comme Vanhelmont l'assure , qu'il n'y a point de maladie
incurable, ou comme parle Paracelse ,
qu'il n'y a point de maladie qui n'ait
son Remede.

Je pourrois aussi demander com-

à iiij

Lib.
Chirurg.
min
tract. 1.
de con
tracturis
Cap 9.
Lib. de
fatalib.
Cap. 1.

ment le sçavant Ettmuller mourut en 1683. âgé seulement de trente-neuf ans ? Mais le même Paracelse satisfait à cette question tres-doctement & tres-pieusement ; si la Medecine & ceux qui s'en servent, dit-il, sont souvent opprimez, si l'effet en est empêché, & le cours de la Nature perverty par la fatalité des Esprits superieurs, (qu'il dit resider dans les Astres) c'est pour nous convaincre de nôtre mortalité, & pour nous ôter la trop grande confiance que nous pourrions avoir en cette fragile & perissable vie.

Car enfin, poursuit-il, quand même nous aurions une connoissance parfaite de toutes les choses nuisibles, des causes des Maladies & des vertus des Remedes ; le destin neanmoins non seulement ruïne avec facilité toute nôtre science, & détruit tout nôtre dessein, sans qu'il nous soit possible de luy resister ; mais nous nous offrons même à sa fatalité, laquelle renversant toute nôtre prudence, & brisant tous nos efforts, nous convainc de nôtre caducité ; &

nous fait enfin paſſer de la vie à la mort. En ſorte, ajoûte-t'il, que les grands Remedes ne nous ſont donnez de Dieu qui les a créez, que pour ſoutenir noſ eſperances & réſiſter aux maladies & à la deſtinée, auſſi long-tems qu'il plaira à ſa divine bonté de nous le permettre. Ce grave Auteur a confirmé ſa penſée & juſtifié la mort de mon Frere par la ſienne même, arrivée dans la quarante-huitiéme année de ſon âge; quoy qu'il fût d'une ſcience & d'une capacité incomparable, ſoit qu'il l'eût, comme quelques uns diſent, empruntée des doctes Manuſcrits de Baſile Valentin, ſoit qu'il l'eût luy-même puiſée dans la ſource des ſciences & dans le Pere des lumieres. Dieu Eternel vous êtes le Tout-Puiſſant, vous le faites bien voir, montrez-le nous donc par vôtre miſericorde, comme vous nous le montrez par vôtre puiſſance.

Mon Frere, qui étoit perſuadé, que le Syſteme des Figures & des Atomes inventé par Democrites & par Epicure, & renouvellé par Gaſſendy & par Deſcartes, n'eſt par le

Syſteme de la verité; & qui croyoit
avec ſaint Auguſtin, que Platon eſt
celuy des Philoſophes Payens qui en
a le plus approché, & dont Vanhelmont ſemble être ſectateur : mon Frere, dis-je, a par occaſion fait quelques réflexions, & laiſſé naturellement
couler quelques raiſonnemens par endroits dans ſon Livre contre la Philoſophie moderne, & les opinions des
Gaſſendiſtes & des Cartheſiens.

Mais c'eſt une queſtion de Phyſique auſſi difficile que curieuſe, & à
mon ſens tout à fait indifferente &
même inutile à la Medecine, que l'o-
rigine & la propagation des formes
naturelles, ainſi que celle de leurs
proprietez & de leurs vertus ſpecifi-
fiques, & de toutes les qualitez qui
en dérivent. Suffit que la realité &
les effets en ſoient connus certainement, ſans qu'il ſoit neceſſaire, &
peut-être poſſible, de penetrer dans
la maniere de leur production, ny
dans celle de leurs operations.

De vray, ſoit que ces formes ſoient
ſucceſſivement tirées de la puiſſance
de la matiere, comme Ariſtote l'a

penſé ; ſoit qu'elles partent toutes immediatement de la main de Dieu par des créations particulieres, comme Vanhelmont l'aſſure ; ſoit qu'elles ne ſoient que des modifications de la matiere univerſelle diſtinguée en une infinité de genres, d'eſpeces & d'individus par l'arrengement divers des differentes figures de ſes parties, ſelon les principes de la Philoſophie nouvelle : Tous ces Syſtemes oppoſez & incompatibles dans la Phyſique ſe concilient neanmoins ſuffiſamment, comme Ettmuller le montre doctement, ou du moins ſont compatibles dans la Medecine ; parce que la queſtion n'eſt pas tant de la réalité des choſes que de la maniere dont elles ſont. Et qui a jamais pénetré dans les ſingularitez & dans les modes ? Dieu ne s'en eſt-il pas reſervé la connoiſſance ? Qui eſt-ce qui oſeroit ſeulement avancer qu'il comprend ce que c'eſt poſitivement & parfaitement que les genres, les eſpeces, les perſónnes, les qualitez, les ſemences, les fermens, les mouvemens ? Comment donc comprendre la maniere

dont la Nature fait les formes, les
differences & les proprietez conftitu-
tives de ces diftances effentielles, &
dans les mêmes & dans les differens
fujets ; cela fe voit & ne fe comprend
point.

Il y a pourtant quantité de chofes
que l'on fçait veritablement. L'on
comprend facilement, par exemple,
que la végetation dans l'Homme, par
laquelle il a du rapport aux Plantes,
eft ce qui le diftingue des pierres &
des métaux ; que la fenfibilité par laquelle il a du rapport aux Animaux,
eft ce qui le diftingue des Plantes ;
que l'intelligence par laquelle il a du
rapport aux Anges, eft ce qui le diftingue des brutes ; l'on fçait qu'il
eft feul capable de rire, & que c'eft
fa proprieté effentielle, & l'on n'i-
gnore pas qu'il eft fufceptible de chaleur, de froid & d'un grand nombre
de qualitez. Mais y a-t'il un Philofophe affez fuperbe & affez témeraire
pour ofer foutenir qu'il comprend
évidemment, & qu'il fçait clairement
& certainement la maniere précife,
dont la nature en formant l'homme

produit en luy la végetation, l'ani-
malité, la rifibilité, la chaleur, la
blancheur, & tant d'autres differentes
dont la multitude & la diverfité n'eft
affurément pas moins incomprehenfible qu'admirable. Du moins, il eft
certain que l'on ne connoît point cette fingularité, c'eft-à-dire cette derniere difference conftitutive de la perfonnalité, par laquelle un homme n'eft
pas un autre homme, & Jacques eft
different de Jean.

L'on n'ignore pas non plus que les
Animaux fe nourriffent, fe meuvent,
fe multiplient, & font pour ainfi dire
une infinité d'actions admirables ; mais
de fçavoir le mode & l'affection précife dont ces actions font effentiellement produites, & comment les effets s'en enfuivent ; c'eft ce qui paffe
la capacité des Mortels : Ces connoif-
fances font refervées aux efprits déta-
chez de la matiere qui offufque nôtre
intelligence.

Il eft de mȇme impoffible de péne-
trer dans le mode & la maniere de la
vertu ou proprieté par laquelle l'O-
pium, par exemple, & l'Helebore

montent l'un & l'autre au cerveau , &
y operent des effets si differens, non
seulement à l'égard l'un de l'autre ;
mais à l'égard de chacun des deux,
selon qu'ils sont ou cruds ou préparez , & encore selon leurs préparations
differentes, quoique ces effets soient
connus & confirmez par des experiences si certaines qu'il n'est pas possible
de les revoquer en doute : tant il est
vray que la science est rare & difficile
sur la terre. J'espere avec la grace de
Dieu donner dans ma Politique un
moyen sûr pour découvrir la verité en
tout ce qui n'excede point la sphere
de l'intelligence humaine.

Il me semble que mon Frere a sagement parlé de ces modes dans son raisonnement sur la Vegetation, sur l'O-
pium & sur le Sommeil Chap. 2. &
3. de sa Theorie, en avoüant son in-
suffisance.

En effet, entre tous les Systemes que
les Philosophes ont imaginez depuis la
création du Monde , & tous ceux qu'-
ils imagineront jusqu'à la consommation des Siecles , quoique peut-être
ils fussent tous possibles par rapport

AVERTISSEMENT.

à l'indifference des Etres & à la toute-
puiſſance de Dieu : Il n'y en a pourtant & ne peut y en avoir qu'un de
réel & de veritable, n'y ayant qu'u-
ne verité. Et c'eſt celuy qui eſt conforme à l'idée de Dieu Createur, & à
cette parole ineffable qu'il a non-ſeulement prononcée au moment de la
création ; mais qu'il pronónce continuellement en la conſervation des
Etres ; qui n'eſt que leur création con-
tinuée par la ſeule & même action
éternelle qui a fait le tems & les Créatures dans le tems. C'eſt la conformité
des choſes à cette idée adorable, qui
eſt leur verité eſſentielle, & c'eſt la
connoiſſance de cette conformité qui
eſt la ſcience ; la ſcience ne conſiſtant
qu'en la connoiſſance de la verité.

De quelque maniere donc que les
Philoſophes expliquent l'eſſence & la
verité des choſes, ils ne l'expliqueront
veritablement qu'autant que leurs ex-
preſſions répondront à la paro'e & à
l'idée du Createur, & qu'elles en re-
préſenteront & le caractere & l'i-
mage.

Ce privilege ſemble avoir été re-

AVERTISSEMENT.

ſervé à Moïſe, comme le Prophete
qui a le plus entré dans le ſanctuaire
& le conſeil de la Divinité ; les Philoſophes n'ont marché dans les voyes de
la verité qu'en ſuivant ſes traces & ſes
lumieres : Et dés qu'ils ſe ſont écartez
de ſes principes, ils ſe ſont précipitez
dans le menſonge & dans l'erreur. Il
eſt le Philoſophe des Philoſophes ;
c'eſt luy qui du moins en cela plus
ſage qu'Adam, ſans attenter de nouveau à l'Arbre de Science, & vouloir
orgueilleuſement penétrer dans les
ſecrets de Dieu, & entrer dans la maniere incomprehenſible dont la Sageſſe
éternelle a formé chaque choſe, nous
en manifeſte éloquemment & ſimplement l'exiſtence & la réalité, en nous
aſſurant clairement & ſans enigme,
qu'à l'inſtant de la Création, Dieu a
fait le Ciel & la terre dans le principe ; c'eſt-à-dire, dans ſon Verbe Eternel, par lequel toutes choſes ont été
faites.

Il explique enſuite, qu'il entend par
le Ciel & la terre toutes les Créatures ; le globe terreſtre, l'abîme des
eaux, les tenebres, la lumiere, le
jour,

AVERTISSEMENT.

jour, la nuit : Voila ce qu'il appelle
l'ouvrage du premier jour de la Création. Celuy du second, c'eſt le Firmament, qu'il nomme Ciel & ſepara-
teur des Eaux qui ſont audeſſus d'avec
celles des Mers. Voilà ſa proprieté ; & c'eſt par l'ouverture des Ca-
tharactes de ce Ciel, c'eſt-à-dire,
par la ceſſation de l'efficacité de ſa
vertu ſeparative, que l'abîme ſuperieur s'eſt débondé, que l'abîme
inferieur s'eſt débordé, & qu'ils ont
innondé toute la terre au tems du Dé-
luge.

    Le troiſiéme jour Dieu (dit Moï-
ſe) aſſembla les eaux inferieures en la
mer, fit paroître la terre, & les nom-
ma terre & mer : Puis il donna à la
terre la vertu de germer & de produire des herbes & des arbres de tous
genres & de toutes eſpeces ; & aux
arbres & aux herbes la vertu de porter des fruits & des ſemences des mêmes eſpeces & des mêmes genres,
ſans avoir autrement expliqué comment ſe fait ce germe & cette production, ny comment ſe fait ce fruit
& cette ſemence, ſinon par la vertu de
ē.

cette parole qui eſt le Verbe de Dieu.

Le quatriéme jour de la Création, Dieu fit les deux grands luminaires, le Soleil pour préſider au jour, la Lune pour preſider à la nuit; & les Etoiles. Il les mit dans le Firmament pour ſeparer le jour d'avec la nuit, luire dans le Ciel, illuminer la terre & ſervir de ſignes, de tems, de jours, & d'années.

C'eſt ce que Dieu a bien voulu nous enſeigner par le Prophete touchant les fins & les deſtinations naturelles des Aſtres; mais David nous apprend qu'il n'appartient qu'à Dieu ſeul d'en connoître les proprietez & les vertus eſſentielles; qui ſelon quelques grands Philoſophes ſont les ouvriers & les cauſes efficientes de toutes les generations, & de toutes les viciſſitudes du monde inferieur.

Le cinquiéme jour, Dieu commanda aux eaux de produire les Poiſſons & toute ame vivante, reptile & volatile dans la Mer & dans l'Air. Et il leur donna avec ſa Benediction la vertu de croître, de multiplier & de remplir l'Air & la Mer, ſans expliquer ny la maniere ny le moyen dont cette vertu opere.

De même le sixiéme jour Dieu donna à la terre la vertu de produire les Reptiles, les Bêtes, & tous les genres & toutes les especes d'Animaux. Puis le même jour il fit l'Homme à son image & à sa ressemblance, mâle & femelle; & leur donna l'autorité sur tous les animaux de l'air, de la mer & de la terre, avec sa Benediction & la vertu de croître, de multiplier, de remplir la terre & de la soumettre par leur domination sur toutes les Créatures sublunaires. Il leur donna toutes les herbes, les legumes & les fruits pour se nourrir.

Mais le Prophete n'explique point comment toutes ses merveilles se font; Il en laisse les modes & les manieres impenetrables aux mortels; & se contente de dire, qu'ainsi Dieu accomplit la perfection du Ciel & de la terre, avec tous les ornemens dont il les a embellis, qu'il trouva d'une excellente bonté & d'une beauté parfaite. Et il appelle ces six jours les générations du Ciel & de la Terre

Gen. 2.
4.

Num.

ē ij

dans le jour de leur création ; ce qui renferme de grands mysteres.

L'Evangeliste saint Jean, interpre-te de Moïse ou plutôt de la parole de Dieu, commence ses Oracles par la revelation de ces mysteres ; que le Verbe Divin est le Principe Éternel, *Joan. 1.* dans lequel & par lequel toutes cho-*2. 3. 4. 5.* ses sont faites ; qu'il est la lumiere & *& seq.* la vie, qui luit jusques dans le profond des plus épaises tenebres, & qui éclaire tous les hommes dés leur naissance. JESUS-CHRIST nôtre bon Maître l'a confirmé luy-même en nous *In ipso* enseignant qu'il est la voye, la verité *vivimus,* & la vie ; que rien n'est & n'agit sans *movemur &* luy ; que c'est luy qui a fait le mon-*sumus.* de, qu'il est la vie & la lumiere des hommes.

Et sur tous ces principes & beaucoup d'autres fondez sur les saintes Ecritures, mon Frere explique dans sa Theologie, & fait comprendre & comme sensiblement connoître, que dans l'Art, dans la Nature, dans la grace & dans la gloire ; rien ne se fait que par le moyen du Verbe de Dieu, qui est tout en toutes choses,

comme toutes choses sont en luy seul.
Voilà le Systeme de la verité ; la Theologie Philosophique , & la Philosophie Theologique avec laquelle on
parvient à la veritable connoissance
des Créatures par le Créateur même,
pour retourner des Créatures à la con-
templation, à l'admiration & à l'adora-
tion du Créateur. Je reviens au present Livre de mon Frere sur lequel
vous connoîtrez que cette digression,
& toute cette longue Preface ne sont
pas inutiles.

    C'est le sort des grands genies d'a-
voir des jaloux. Et les jaloux, qui
sont ordinairement présomptueux ,
n'estiment que les productions de leur
propre esprit, & méprisent les ouvrages d'autruy. Quelques-uns ont
voulu dire que ce Livre ne contient
rien que d'empirique ; que rien n'y
est prouvé, qu'il n'y a pas de science ;
& qu'il ne traite d'aucune Maladie.
Il est vray que l'Auteur n'y a point
touché la connoissance des Maladies ;
& ce n'étoit pas son dessein. C'est
une matiere ample & particuliere ; &
une autre partie de Medecine. Peut-

être n'a-t'il pas crû facile d'ajouter
aux connoiſſances que tant d'anciens
& de modernes en ont données. Mais
comme ſes principaux Maîtres Triſ-
megiſte, Hypocrates, Paracelſe, Vanhelmont, & les autres grands Philoſophes ont caché ſous des enigmes
leurs plus grands Remedes, il s'eſt
efforcé d'en déveloper quelques-uns,
& d'en rechercher les principes en
foüillant dans le centre de la nature
par ſes experiences & par ſes raiſonnemens. Et j'oſe promettre au Lecteur
qu'il en trouvera la ſcience ſi profon-
de & ſi évidente qu'il fera l'honneur
à l'Auteur d'avoüer, comme de plus
pénetrans & moins jaloux Philoſophes ont avoüé, que ſes lumieres &
ſes principes ſont l'ouverture & la
voye de la nature & de la verité.

L'envie qui fait agir les perſonnes intereſſées, en a pouſſé à ſoutenir qu'il n'y a rien de nouveau
dans ce Livre, que mille Auteurs pour
ainſi dire ont parlé de la fermentation & de cette façon de preparer
des Remedes, comme ſi tous les
Auteurs ne pouvoient pas traiter une

même matiere d'une infinité de manieres differentes plus ou moins claires, plus ou moins scientifiques,
plus ou moins utiles? Pourquoy donc
n'ont-ils point deviné que c'est la
voye & la méthode de préparer les
Febrifuges de Vanhelmont, ainsi que
ses remedes Hysteriques & Cephaliques pour les Vapeurs & pour les
passions du Cerveau? Et que c'est
l'explication naturelle de cette fameuse Enigme de l'Eau de la Reine de
Hongrie, comme je vais le faire toucher au doigt.

    Les Philosophes enseignent; que le
Souffre fait les odeurs, le Mercure
les couleurs & le Sel les Saveurs;
ainsi une Essence qui les contient en
exaltation sans mélange de chose é-
therogene, est parfaite; puisqu'elle
réunit en soy les trois principes. Le
secret & le mistere est donc de trouver un dissolvant naturel & homogene, pour les extraire, les réünir
& les exalter : au lieu que quand le
Menstruë est d'une autre espece, il se
forme un Estre neutre, & non pas
une essence simple & naturelle. Ce

Livre vous apprendra la science & la méthode de faire des dissolvans homogenes & naturels : Par exemple, l'Esprit de vin de Romarin fermenté qui est son Mercure, avec lequel il faut extraire non-seulement les fleurs, c'est-à dire l'odeur, le souffre, la teinture, la couleur ou l'ame ; mais encore l'esprit ou le Mercure, & tout ensemble le goût, le Sel, ou le corps essenciel du Romarin, & les réünir en une Essence parfaite, par le moyen de ce veritable dissolvant naturel ; lequel contient déja tous ces mêmes principes resoûs, réünis & exaltez par la fermentation, qui est la voye naturelle & la méthode unique de le faire. Voilà la veritable Eau de la Reine de Hongrie qui est de couleur d'Emeraude & qui produit de si beaux effets ; non pas celle qu'on fait avec de l'Esprit de vin de raisin & de simples fleurs de Romarin, qui n'en est que l'ombre & la figure.

Essence de Viperes.
Fermentation des animaux.

Ajoutez cette admirable Essence de Viperes jusqu'à present inconnuë : personne que l'Auteur ne s'étant encore avisé de fermenter des animaux entieres,

AVERTISSEMENT.

tiers, ny même des chairs. Ajoutez
cette fçavante anatomie de la Mâne
& fa double Effence, qui femble être
un chef-d'œuvre de l'Art & de la
Nature : procedez fans doute dignes
des Sçavans : ajoutez toutes ces grandes & curieufes experiences fur le Sel
marin, le Vitriol & tant d'autres qui
contiennent de fi fortes reflexions fur
les effets de la Nature & de l'Art,
ou qui n'avoient pas jufques à prefent été découvertes, ou du moins
qui n'avoient été publiées par perfonne ; & dont enfin on eft redevable à
la fuffifance, aux travaux & à la charité de nôtre Auteur. Comparez a-
prés cela ce qu'il enfeigne de la fermentation des Eftres & de la préparation des Remedes, avec ce que les
autres en ont écrit, puis jugez de la
difference.

Mais la compofition admirable de
fon Baume tranquille qui feul eft un
trefor, tant pour fes innombrables &
rares vertus, que pour la facilité de
fa compofition imitée de la Pierre de
Butler de Helmont, n'eft-elle pas de
l'invention & de la pénetration de fon

i

esprit , auſſi-bien que la préparation
de l'arriere faix commune au tems de
Platon, enſevelie depuis , & par luy
enſeignée comme nouvelle , quoique
fort ſimple, les Auteurs s'étant conten-
tez d'en rapporter quelques proprietez ? Il eſt vray que ces deux Remedes & quelques autres enſeignez dans
ſon Livre , ne ſe préparent pas par la
fermentation : Auſſi n'en traite-t'il que
par occaſion ; le principal deſſein de
ſon zele comme de ſon Livre étant de
communiquer ſes experiences au Public, en les accompagnant en même
tems des principes ſur leſquels elles
ſont fondées , & des lumieres & des
raiſonnemens qui peuvent donner du
jour & de l'ouverture à de nouvelles
découvertes.

Son Elixir de proprieté , ſon Laudanum, ſes Eſſences de Canelle, de
Genévre & ſemblables qui ſont faites
par la voye de la fermentation ; ſon
Eau vulneraire , ſon extrait de Sureau
ſi admirable, où la fermentation ne
doit pas être ſi parfaite ; ne ſont-ce
pas autant de preuves de ſon diſcer-
nement & de ſa ſcience extraordinai-

AVERTISSEMENT.

re. Ces préparations ne font-elles pas ou inconnuës, ou inufitées dans la Pharmacie : En trouve-t'on rien que d'imparfait dans les boutiques des Apotiquaires, & que d'énigmatique dans les Auteurs. J'ay encore affez de quelques-uns de ces principaux Remedes préparez de la propre main de mon Frere, pour en débiter à quelques perfonnes qui pourroient y avoir une confiance particuliere. En un mot, tout ce Livre eft une nouvauté en fes découvertes & en fa méthode ou maniere de les produire ; quoique les veritez en foient naturelles & éternelles. Enforte que quiconque fçaura raffembler toutes ces mêmes veritez & ces principes, & les mettre en œuvre par l'art de la méthode qui y eft enfeignée, pourra fans contredit parvenir à la préparation naturelle d'une parfaite & veritable Effence de Cedre, que Vanhelmont croit être une efpece d'arbre de vie à caufe de fon incorruptibilité. A défaut de Cedre Ettmuller aprés Vanhelmont fubftituë le Genévre, & les bons Philofohes voyent bien qu'il en faut pren-

Effence du Cedre

Nota.

Capité arbor vitæ.

Genévre

dre la racine, l'écorſe, le bois & le fruit dans leur état de perfection & dans une juſte proportion : J'en mettray le procedé particulier à la fin de ce Livre.

L'ignorance & l'erreur ont tâché à leur tour d'attaquer la Doctrine & la ſcience de mon Frere & de ſon Livre; quelques uns prétendant que la fermentation altere & diminuë par la réaction des Principes la force & la vertu eſſentielle des Eſtres, au lieu de l'augmenter : & qu'à force de fermentations réïterées, le premier Eſtre dégenere & périt. C'eſt ainſi, diſentils, qu'il arrive du vin en devenant vinaigre dés la ſeconde fermentation.

Il eſt facile d'en éclaircir la verité, & de montrer qu'au contraire les fermentations renouvellées exaltent de plus en plus la vertu eſſentielle de l'Eſtre fermenté. Parce que c'eſt une action naturelle & vitale, dans laquelle il n'y a que les accidens & les excrémens qui périſſent; & c'eſt ce qui fait que c'eſt une voye naturelle & ſûre pour la correction des poiſons naturels. L'experience le confirme en fer-

AVERTISSEMENT.

mentant de nouveau d'excellent vin,
avec du mouft ou des raifins de bonne
qualité. Et fi le vin dégenere en vinaigre, ce n'eft qu'aprés qu'il a perdu
d'ailleurs le meilleur, le plus effentiel
& le plus fubtil de fon efprit; pourquoy même on le fait quelquefois
boüillir. Le Tartre venant enfuite à
dominer, le Vin ainfi alteré & difpro-
portionné en fes principes conftitutifs
paffe à une feconde & nouvelle fermentation & devient aigre; non pas
avec diminution, mais avec changement & augmentation de proprietez
& de vertus, bien plus fortes que
celles du Vin; l'Efprit d Vinaigre,
diffolvant des matieres que l'Efprit de
Vin laiffe en leur entier. Le Vin comme Vin, tant qu'il eft parfait, ne
devient & ne peut jamais devenir
Vinaigre : il faut qu'il y précede de
l'alteration, de la diffolution & de
la déperdition, ou de l'addition.
Et pour lors ce n'eft plus proprement du Vin; ou enfin ce n'eft qu'un
Vin imparfait & corrompu que la
Nature agiffante transforme en une
autre efpece d'être reffufcité, & une

autre liqueur plus excellente par sa voïe unique & son action vitale de la fermentation. C'est que ces Philosophes confondent la fermentation avec l'effervescence qui ne se fait que par le mélange & l'action plus ou moins violente & disproportionnée des Acides & des Alcalis; d'où resulte la mortification, l'extinction & la destruction des Estres : Au lieu que la fermentation n'est autre chose que la végetation, comme il est prouvé dans ce Livre; c'est-à-dire l'acte de la fecondité, ou l'action vitale par le mouvement & l'exercice de laquelle les Estres s'étendent, s'accroissent, se produisent & se multiplient en multipliant leur germe & leur semence, & transformant en leur nature l'Esprit universel du monde, par la force vitale & la vertu animée de leur ferment. Difference d'autant plus considerable qu'elle est essentielle: L'effet & par consequent l'action de l'une étant essentiellement opposée à l'effet & à l'action de l'autre ; la même action naturelle ne pouvant pas essentiellement produire la vie & causer la mort.

Les Chapitres 3. 5. 6. & 7. de ce Li-

vre contiennent des preuves convain-
quantes de l'exaltation de la vertu des
Plantes par la fermentation ; où l'Auteur en déclare la raifon & la caufe ; n'eft - elle pas toute évidente par
elle-même : & n'eft-il pas fenfible que
c'eft la volatilifation des Sels ou de
leur plus grande partie , dont l'Efprit
eft chargé & exuberé , ainfi que de la
plus grande partie de l'Huile ; qui par
ce moyen naturel font réünis en une
feule Effence ? Celle de Pain & de Vin
que j'ajoûte en eft la confirmation vifi-
ble par les merveilleux effets qu'elle
opere dans les maladies defefperées & Agonies.
Maladies
defefpe-
rées.
dans les Agonies. Vertu qui furpaffe
infiniment, pour ainfi dire, l'excellence particuliere du Pain & du Vin , dif-
convenables ou même nuifibles à ces
états & à ces maladies. Enfin quelle
difference de l'Efprit de Vin ou du Vin
même , au mouft qui n'eft du Vin
qu'en puiffance , & qui n'eft actué,
c'eft à-dire perfectionné & exalté que
par la fermentation ? N'eft - ce donc
pas une abfurdité bien grande de pen-
fer que cette operation qui eft la voye
unique de la perfection naturelle puiffe

être auſſi celle de la dégeneration ?

Il faut neanmoins obſerver qu'il y a deux eſpeces ou degrez de fermentation : l'une ſimplement progreſſive & génerative, qui tend à la conſervation, à la propagation & à la multiplication de l'eſpec ; l'autre tranſmutative, qui de la deſtruction d'une eſpece, paſſe à la production d'une autre ; cette difference eſt fondée ſur la vie & ſur la mort des Eſtres ; ſelon la diſpoſition deſquels le ferment de l'Eſprit univerſel de l'Air, ou les ſurmonte, ou en eſt ſurmonté. Quand le ferment vital & animé de l'individu prédomine, il convertit & transforme l'Eſprit univerſel, s'en nourrit & ſe multiplie par la végetation & la propagation. Mais quand l'Agent univerſel de la Nature trouve le levain des Eſtres particuliers éteint, alors cet admirable Ouvrier travaille en Maître & montre ſa puiſſance & ſon univerſalité, par la production des eſpeces differentes & nouvelles. Par la premiere fermentation le bled devient herbe, grain, paſte, biére ; le raiſin devient mouſt, vin, vinaigre ;

& par la seconde le pain , le vin & les autres alimens sont changez en nôtre substance ; ainsi que se font tous les autres changemens d'espece en espece. Nôtre Auteur a scientifiquement remarqué la cause de cette difference au huitiéme Chapitre de son Livre, où il enseigne que lorsque l'esprit universel , qui est le principe de toute alteration & végetation, agit sur un Estre vif ; il en est specifié & déterminé à sa nature , l'animant en même tems & concourant à sa perfection:Et quand il tombe sur un Estre mort , il l'altere & le transmuë en l'espece qui s'y trouve la plus disposée.

Il est vray que l'Huile essentielle & le Sel essentiel des Estres qui en ont assez, & dont on peut les tirer naturellement sans les fermenter , contiennent aussi leurs principales vertus ; mais dans le simple degré de la Nature , au lieu qu'elle est exaltée par l'action végetative & perfectionnante de la fermentation , il est évidemment montré dans le Chap. 7. par la préparation des Viperes , que les Sels volatils & essentiels , ainsi que les Huiles

essentielles ne contiennent qu'une partie de l'Essence des Estres ; & comment il faut les traiter pour l'avoir
entiere & parfaite: Il y a des Simples
aussi qui ne demandent aucune préparation, & dont même on pourroit alterer la vertu en les manipulant ; & d'autres dont la préparation est legere &
superficiaire. Ce Livre en fait la distinction aux Chapitres 1. 6. 11. & 12.
Mais quand aux Plantes & autres matieres qui passent par une fermentation parfaite, non seulement elles sont
purgées de leurs excrémens & de tout
venin, comme l'Helebore, le Napel,
l'Opium, la Scamonée, la Coloquinte, &c. Mais leur vertu essentielle en
est perfectionnée, exaltée & incomparablement plus active & plus médecinale ; ainsi qu'il est évidemment prouvé par les raisons & les experiences de
de ce Livre. Il est seulement neceffaire d'observer qu'en faisant avec
l'Esprit fermenté qui est le Menstruë
naturel ou le Mercure spécifique l'extraction de la teinture, Huile ou Sou-
phre des Simples véneneux, Helebore
Opium, &c. ainsi que de leur Sel, &

du peu de ſubſtance qui demeure dans
le Reſidu ; il ne faut qu'en évaporer
auparavant l'humidité ſuperfluë ſans
y ajoûter de nouvelle matiere non fermentée; parce que le venin qu'elle con-
tiendroit n'ayant pas été mortifié ,
meury & ſeparé par la fermentation ,
s'uniroit à l'Eſſence & la rendroit veneneuſe. Mais l'Eſprit des non veneneux , Romarin , Genévre , &c. dont
toute la ſubſtance eſt bonne , mis en
digeſtion avec des mêmes Simples non
fermentez , en tire une teinture , &
fait une Eſſence tres-medecinale.

Il faut encore ajoûter qu'à faute de
bonne Philoſophie & de ſcience , quelques uns ont avancé que la fermentation eſt abſolument inutile ; & que
l'eſtomach humain la fait naturellement & mieux que l'Art , ſeparant &
diſtribuant avec intelligence les ſubſtances & les vertus des Remedes
comme celle des alimens. Que même ſuppoſé que la fermentation fût
neceſſaire ; les Levains & les Diſſolvans ſont indifferens; que l'Eſſence
d'un Simple extraite avec de l'Eau-de-
vie , de la Roſée , ou tel autre Men-

ſtruë approprié, eſt également bonne, & contient comme celle que ce Livre enſeigne, les mêmes proprietez du Simple dans le même degré, en la rectifiant également. Et qu'enfin fermenter avec du mouſt des raiſins, du levain de biére ou de pâte, du Sucre, du Miel, de la Mâne, ou du Trône ; fermentation pour fermentation tout eſt égal & fait le même effet, ſans tant de myſteres.

Je m'étonne qu'ils n'ont dit encore que la fermentation n'eſt propre qu'à faire des Eaux-de-vies ; & par conſe-quent des Remedes chauds qui mettent le feu dans les entrailles. Ils auroient trouvé dans le Chap. 9. de la Pratique ou ſeconde Partie de ce Livre, que les Eaux-de-vies ſont chaudes ou temperées ſelon la nature des matieres dont elles ſont tirées : & qu'en obſervant la méthode qui y eſt preſcrite, l'on parvient à la compoſition d'une Eau vulneraire d'une excellence particuliere : Et c'eſt la ſeule voye de tirer des Remedes ſeurs des Poiſons qui tueroient par l'excés de leur froi-deur.

AVERTISSEMENT.

Il a déja été remarqué qu'il y a Remede & Remede , & beaucoup de
science à en faire le discernement & les
differentes préparations. La Nature
en produit de si simples & si benins,
que l'Art ne feroit que les gâter en
les alterant. Ceux-là tiennent communément le milieu entre les Alimens
& les Médicamens : Ce font des Médicamens alimenteux, ou des alimens
médicamenteux. Mais qui ne sçait
qu'il y en a tant de foibles que leur
vertu demeure inefficace , si elle n'eft
fortifiée & exaltée par l'art d'une scien-
tifique préparation. Les raisins & le
mouft, ainsi que l'Efprit qu'on peut
en tirer, quelque rectifié qu'il soit,
sans fermentation précedente, font-
ils le même effet que l'Eau-de-vie &
l'Efprit de Vin fur une contufion ?
Et quand aux Remedes que l'on tire
des fujets violens & veneneux , &
qui font les plus grands Remedes ; qui
eft-ce qui oferoit en commettre la préparation à fon eftomach ? & prendre
feulement une once d'Opium crud ,
de Scamonée ou de fuc d'Helebore ?
dont on donne si peu & avec tant de

précaution, même après les préparations vulgaires. Or si la fermentation
est la voye naturelle & seure, comme les experiences de ce Livre le prouvent évidemment, pour séparer le venin des Remedes ; & si ces préparations ont l'avantage de les rendre
comme incorruptibles ; puisque la
vertu s'en peut conserver sans alteration pendant plus d'un siecle ; combien
grande n'en est donc pas l'utilité & la
science ? Raisons qui doivent rendre
ce Livre si précieux & si recomman-
dable, que personne de l'Art, aucune
grande Maison ny Communauté ne
doit négliger de s'en pourvoir.

Une des principales differences de
l'aliment au Médicament, est que le
Nota. levain du premier est sujet à la dire-
ction du ferment de l'estomach, &
que le ferment de l'estomach est inferieur & dirigé par celuy du Médicament. Il n'est pas moins constant, &
les preuves scientifiques & experimen-
tales n'en sont pas moins claires dans
2. par- ce Livre, que la difference des levains
tie.ch.1. ou fermens est importante & essentielle à la confection d'une veritable

AVERTISSEMENT.

& parfaite Eſſence. Il ne faut même qu'un peu d'eſprit & de lumiere naturelle pour comprendre qu'un ferment de même nature, ou d'une nature plus noble dans la même eſpece, concourt à la perfection & à l'exaltation de la vertu du Simple, avec lequel il eſt confermenté ; & qu'un ferment de nature differente & contraire en provoque la dégeneration en une autre eſpece, ou du moins en un Eſtre neutre ; qui par conſequent n'a plus ny la même vertu ny la même proprieté ſpecifique qu'il faut conſerver pour obtenir l'effet qu'on en deſire. L'explication de l'Eau de la Reine de Hongrie a fait voir la grande difference qu'il y a d'une Eſſence faite avec ſon Menſtruë propre & naturel, à une Eſſence tirée par un diſſolvant etherogene. Il ſeroit inutile & ennuyeux d'uſer de redite.

Il faut neanmoins ajoûter en faveur des Chirurgiens de la campagne & des Pauvres ; que le ſuc crud, ou exprimé aprés la maceration dans de l'Eau-de-vie commune des Simples non veneneux, ne laiſſe pas d'apporter beaucoup de foulagement & quelquefois la guérifon même, quand les Maladies ne font pas extrêmes ny les accez vio-lens. Mais Hypocrate & la raifon en-feigne qu'aux grandes Maladies il faut de grands Remedes. Et Vanhelmont affure que ceux des préparations or-dinaires ne paffe pas tout au plus la quatriéme digeftion, & ne touchent point aux Maladies qui ont penetré jufques à la cinquiéme, la fixiéme & la feptiéme.

Extre-mis mor-bis ex-trema re media exquifita funt.

Aprés le curieux examen que vous trouverez dans ce Livre des differen-tes efpeces de Mâne, & la fçavante Manipulation de fes fubftances ; fe trouvera-t'il encore quelqu'un qui ofe affurer que ce n'eft qu'un Suc d'arbre ou une efpece de Gomme ? N'eft-ce pas une découverte & une verité im-portante à la Phyfique & à la Mede-cine d'être affurez de fa caufe, de fa nature, de fes proprietez & de fes ef-fets ? n'eft ce pas un grand avantage de fçavoir que c'eft un Ferment celefte renfermé dans une onctuofité corpo-relle & fenfible, fi peu fpecifié & dé-terminé, qu'il tient fi veritablement

Nota.

de

de l'univerſel, & tombe ſi naturellement ſur les trois familles ou genres
Sublunaires, Animaux, Végetaux,
Mineraux, que Paracelſe luy attribuë
la réſolution de l'Or. Le Miel qui
n'eſt qu'une eſpece de Mâne ramaſſée
par les Abeilles, approche beaucoup
& de ſa nature & de ſes proprietez.
En ſorte que l'un & l'autre abondant
en vertu balſamique, ils ne peuvent
que beaucoup augmenter l'excellence
& la proprieté des Simples auſquels
ils ſont unis par la fermentation D'autant plus, que chaque Simple les dé-
terminant facilement à cauſe de leur
univerſalité, il en augmente ſa qualité, en perfectionne en même tems ſa
proprieté, & en exalte ſa vertu & ſon
excellence. Qualité que l'on ne peut
point attribuer au raiſin, au ſucre,
au levain de biére, & ſemblables
qui ſont des Eſtres abſolument ſpe-
cifiez & parfaitement déterminez; &
qui par conſequent ne peuvent produire par leur confermentation que
des Eſtres neutres & des Monſtres.

Enfin, la malice qui corrompt les
meilleures choſes a pouſſé ſon venin

jufqu'à la calomnie ; cherchant à attaquer la perfonne & les mœurs, aprés
avoir inutilement épuifé toute fon
aftuce contre la doctrine & la fcience
de mon bon Frere. On a voulu le ta-
xer de Magie ; qu'auroit on donc dit
de Paracelfe, qui en a compofé plufieurs Livres ? J'en toucheray quelque chofe en parlant des Sciences dans
ma Politique. La Magie eft une des
accufations que les Juifs formerent
contre JESUS CHRIST à caufe de
fes Miracles. Quelle merveille que
l'on impute à fon fidele Serviteur une
fcience femblable, en voyant les pro-
diges qu'il faifoit ! Mais fon Traité
Theologique fera l'Apologie de fa
Religion orthodoxe & de fa fainteté ;
comme fa Foy & fes actions toutes
charitables font les preuves de la pureté de fa vie. Il eft mort pauvre,
comme il avoit vécu pauvre, diftri-
buant en charitez continuelles le fruit
de fa fcience & de fes travaux, avec
les revenus que la Providence luy avoit
difpenfez ; par la penfion dont fon Augufte Protecteur, Monfeigneur le
Duc de Chaulnes le gratifioit, & par

AVERTISSEMENT.

le Benefice qu'il avoit eu la bonté de luy procurer pendant fa derniere Ambaffade à Rome ; où il luy avoit fait l'honneur de le mener pour avoir foin de fa fanté. Que ceux qui ont l'ame affez noire pour ofer calomnier des morts, qu'ils n'ont ofé regarder qu'avec admiration pendant leur vie , tremblent en prefence de la colere du Dieu vangeur, qui protege les Juftes jufque dans le tombeau ; & qu'ils fçachent qu'avec un peu de tems la Sageffe Eternelle rend Juftice à la verité , en faifant retomber la confufion de la médifance & l'opprobre de la calomnie fur les Médifans & les Calomniateurs.

Que veut dire cela, Seigneur, que cet homme fi fage & fi charitable, qui a pendant fa vie été fi connu, fi eftimé, fi honnoré de tant de Prélats, Evêques , Archevêques, Cardinaux & des Papes mêmes ; de tant de Seigneurs de tous les Ordres, Comtes, Marquis, Ducs, Princes & même du Roy ; de tant de Souverains, Magiftrats, de Doctes perfonnages ; enfin de tant d'honnêtes gens dans l'Europe, dans l'Afie & dans l'Affrique ; que veut dire cela, bon Dieu ! qu'aprés fa mort un méchant homme ou deux ofent tenter de ternir une fi belle & fi glorieufe réputation ?

N'eft-ce pas à dire, Pere Eternel, que vous avez ordonné que tous les Pecheurs de la terre boiront du Calice de vôtre Fils bien-aimé JESUS-CHRIST nôtre Sauveur, que vous avez voulu être faoûlé d'opprobres ? Si les Fous & les Impies ont ofé attenter à la Perfonne & à la Divinité de JESUS-CHRIST ; des Chrétiens peuvent-ils faire mieux, que de méprifer les outrages & les calomnies ? Vous nous avez appris, Seigneur, que l'homme parle de l'abondance du cœur; les paroles des morts font leurs écrits : Ceux qui voudront lire avec attention les Livres de mon Frere, luy feront fans doute l'honneur & la juftice d'avoir pour fa memoire des fentimens dignes des dons du faint-Efprit, l'intelligence, la fageffe, la fcience, la pieté, l'interpretation des faintes Ecritures, la guerifon des Maladies, dont il avoit plû à laDivine Bonté de le

AVERTISSEMENT,

remplir. Et c'est principalement pour en rendre la gloire à Dieu que je me suis déterminé à l'impression de ses ouvrages ; ne doutant point que comme ç'auroit été un excés d'ingratitude d'en priver le Public & de les supprimer ; c'est aussi une obligation, & une tres-grande charité de les publier, à laquelle il y a tout lieu d'esperer que Dieu donnera sa Benediction.

Puisque la jalousie ny l'envie, l'ignorance ny la malice ensemble ne peuvent donc triompher de la sagesse & de la verité ; que reste-t'il à souhaiter, sinon que les Souverains ne souffrent point dans leurs Etats ces Medecins à Secrets, qui par leur ignorance déshonorent si honteusement la Medecine. A qui tient-il que cela ne s'execute. Comment toutes les Uuniversitez, toutes les Facultez & tous les Suppôts de la Medecine ne s'élevent-t'ils pas contre ces Charlatans, qui sans avoir la moindre connoissance, ny des Maladies ny des Remedes, ont la témerité d'oser entreprendre de se rendre Arbitres de la vie & de la mort du Genre-humain.

AVERTISSEMENT.

Et pour leur ôter tout prétexte & ſatisfaire en même tems au Public & aux Particuliers, comment n'ordonne-t'on pas que tous ceux qui prétendent avoir des Remedes ſpecifiques d'une nouvelle découverte, ſoient obligez d'en donner la communication & les procedez aux Facultez de Medecine, en préſence de toute l'Univerſité, pour examiner ſi c'eſt veritablement un Remede nouveau ou une préparation nouvelle, non ſeulement inuſitée, mais inconnuë aux Auteurs, & pour enſuite en faire des épreuves & des experiences publiques: Et ſi l'effet promis s'enſuit & le ſuccés en eſt heureux, donner une récompenſe proportionnée à celuy qui l'aura manifeſté. Et parce que la plus grande partie des Chirurgiens de la Campagne n'ont ny la capacité ſuffiſante, ny les moyens de faire la dépenſe, ny les commoditez d'un Laboratoire pour faire les plus exquiſes & les plus excellentes préparations; faute deſquelles la violence du mal & la grandeur des Maladies l'emporte ſur la foibleſſe & ſur l'inéficacité des

AVERTISSEMENT.

Remedes:Comment n'établit-on point
des Hôpitaux & des Apotiquairies publiques à la Campagne pour soulager
tant de mise ables qui périssent dans
les Provinces faute de Remedes & de
secours ? Les Medecins ne devroient-
ils pas même être préposez sur ces A-
potiquairies pour en diriger les operations, & ordonner en presence des
Pasteurs, des Gentilshommes & des
Magistrats la composition des principaux Remedes ? Si celuy qui laisse
mourir de faim son prochain pouvant Si non
punisti
occidisti.
l'en empêcher est censé l'avoir tué ;
ceux qui peuvent contribuer à la guérison des Malades & ne le font pas,
ne font-ils pas coupables de leur mort
& de veritables homicides ? Cette
juste crainte en partie avoit excité mon
Frere à la composition de ce Livre
& à la revelation de tant de si grands
Secrets, comme elle aussi en partie m'a
porté à executer son genereux dessein, & à suivre sa genereuse intention. Car n'est-il pas vray que la Medecine étant un des principaux effets
de la charité devroit, comme la Justice & la Religion, être toute gra-

truite & adminiſtrée charitablement ? ainſi qu'a fait mon tres-cher défunt, qui ſoulageoit les Pauvres Malades de ſa perſonne, de ſes Remedes & de ſes Aumônes. Tous ces honorables & religieux emplois ne devroient-ils pas faire l'occupation ordinaire de la Nobleſſe, & l'ambition de toutes les perſonnes d'eſprit & de mérite ; ou plûtôt n'eſt ce pas en ces pieux & auguſtes exercices que conſiſte le merite ſolide, le bon eſprit & la veritable Nobleſſe ? Mais toutes ces reflexions morales & politiques ſont reſervées à mon deſſein particulier, ſi Dieu me donne le tems & la grace de l'executer.

J'avouë pourtant, nonobſtant ce que je viens d'avancer qu'il y a des Secrets, comme l'Alkaeſt & le grand Oeuvre, qui ne ſe publient point. J'en ſçay même un de beaucoup inferieur, deſigné par une Fable ancienne quoy qu'imparfaitement, neanmoins aſſez clairement ; qu'il eſt tres-à-propos de taire, & qu'il ſeroit tres-imprudent & même dangereux Nota de rendre public. J'en reſerve la communication

munication pour quelque Souverain
ou tel autre affez grand Seigneur qui
ait la volonté, le pouvoir & les moyens
de le faire porter à fa perfection. Il
eft fenfible que c'eft un des plus
grands Remedes de toute la nature.
Ce n'eft pas qu'à un mot prés il ne foit
tout dans ce Livre; mais fi je ne le
montre, je fuis sûr qu'on ne le verra
pas. Je l'ay pourtant confié fous le Sceau
de la confcience à mon Directeur,
crainte de l'enfevelir dans mon tombeau.

Refte à dire fuccintement pourquoy
mon Frere fut appellé le Capucin du
Louvre, & comment il étoit Medecin
du Roy. Il avoit été Miffionnaire
Apoftolique au Levant : Sa refidence
fut au grand Caire en Egypte; où il
demeura fept ans. Ce zele étoit une
fuite du defir ardent qu'il eut dés fa
jeuneffe de faire le voyage de la Terre
Sainte. Quand il fut queftion de l'executer, il me communiqua fa réfolution. Ce fut dans les Capucins de
Vendôme où il faifoit pour lors fa
Théologie, & où je l'étois allé voir.
Je luy confeillay d'apprendre la Me-

decine Chymique, pour luy servir
d'entrée chez les Turcs : il s'y donna
avec tant d'application & de pénétration qu'il étoit devenu un des plus
habiles de la Science & de l'Art. Les
communications qu'il eut avec les Sçavans dans ses voyages, les diverses &
nombreuses experiences qu'il fit & la
sagacité de son esprit le rendirent fameux dans la Medecine.

Mais parce qu'elle ne servoit que
de secours à sa Mission & qu'elle n'en
étoit pas l'objet ; & qu'il connut que le
principal fruit que les Missionnaires
peuvent faire chez les Turcs, avec lesquels il n'est pas permis de parler deRe-
ligion, ne consiste qu'à servir de Prê-
tres aux Marchands Catholiques qui
s'y rencontrent ; & à catechiser quelques Schismatiques ignorans, la plûpart Sujets de Prête-Jean, qui est l'Em-
pereur d'Ethyopie & des Abyssins :
Son zele & son esprit luy firent former le dessein de ramener tout d'un
coup ce vaste Empire au giron de l'E-
glise, en soumettant tous ces Schismatiques à l'obéïssance du Pape.

Pour cet effet, il y eut des relations

AVERTISSEMENT.

avec le Patriarche d'Ethyopie ; & fon
projet conclu , il partit du Levant ,
& vint à Rome le communiquer au
Pape même. Sa Sainteté l'honora d'u-
ne ample & tres-longue audiance , &
le renvoya pour l'examen au défunt
Cardinal Fachinetti , lors Doyen du
Sacré College , & au Cardinal Cibo
lors Miniftre.

Le deffein fut approuvé par la Cour
de Rome, & trouvé fi beau & fi grand,
que le Pape envoya mon Frere propo-
fer au Roy d'y contribuer , en en-
voyant un Ambaffadeur en Ethyopie ;
fous les aufpices duquel mon Frere
& les autres Miffionnaires dont il feroit accompagné , fe feroient intro-
duits auprés du Patriarche & de l'Em-
pereur , & auroient imperceptible-
ment travaillé à ce grand ouvrage.
J'efperois même avoir l'honneur &
le plaifir d'être du voyage.

Mon Frere fut honoré de l'Audiance du Roy : Sa Majefté ordonna à défunt Monfieur de Colbert d'examiner fes Memoires & de luy en faire le
rapport ; tout fut approuvé à la Cour
de France , comme il l'avoit été à la

Cour de Rome. Mais parce que nous avions pour lors une grande guerre contre l'Espagne, l'execution en fut differée jusqu'à la Paix, qui fut faite deux ans aprés.

Cependant S. A. S. défunt M. le Prince, au sublime génie duquel rien n'échappoit, ayant connu que mon Frere excelloit en Medecine aussi bien qu'en Theologie ; luy fit l'honneur de persuader au Roy de luy faire faire des experiences publiques de ses connoissances particulieres ; auquel effet, Sa Majesté le tira des Capucins avec son Confrere, & les mit au Louvre ; c'est ce qu'il leur donna le nom de Capucins du Louvre : ils y travaillerent prés de deux ans à la Medecine, avec toute la réputation & l'applaudissement que l'on sçait ; les Mercures & les Gazettes de ce tems-là sont remplies de cette Histoire.

On fit enfin la Paix, & mon Frere reprit la négociation de son dessein, les Finances se trouverent épuisées par la guerre : Le Roy en remit la dépense à la Cour de Rome, Sa Majesté y renvoya mon Frere & son Collegue, avec

des Lettres Patentes de ſes Medecins
& de ſes Envoyez au Prête-Jean.
C'eſt de-là qu'il prenoit la qualité de
Medecin du Roy. Mais comme les
grands deſſeins ne ſont point ſans tra-
verſes & ſans contradictions, celuy-
cy eut les ſiennes. Ce n'eſt pas icy le
lieu d'en parler amplement ; j'en pourray faire la Préface du Traité Theologique de mon Frere. Rome donc qui
ſecondoit la Pologne de ſes Finances
contre les Turcs, avec qui elle étoit
en guerre, ſe trouva auſſi hors d'état
de faire la dépenſe de cette nouvelle
entrepriſe,& en remit l'execution à un
autre tems. Ces R. P. en vinrent rendre raiſon au Roy, & Sa Majeſté leur
fit l'honneur de les mettre ſous la protection de M. le Duc de Chaulnes,
lors Gouverneur de Bretagne, où ils
ſe retirerent dans les Convens de leur
Ordre. Et comme ils étoient accablez
par tant de Malades qui avoient recours à eux ; les R. P. Capucins trouverent que cela étoit diſconvenable à
leur Profeſſion. Cela fit naître quelques differens ; défunt M. l'Evêque
d'Angers, dont la pieté ſinguliere &

ú iij

le zele prudent étoient connus à toute
la Chrétienté, M. le Duc de Chaulnes & quantité d'autres Prélats & Seigneurs qui connoissoient leur mérite,
le Pape même qui voulut entrer en
connoissance de cause, jugerent que
pour leur faciliter l'exercice charitable
de la Medecine, & soulager par leur
moyen tant de miserables, il falloit
les transferer dans un Ordre plus li-
bre. Le Pape les fit donc passer dans
l'Ordre des anciens Benedictins de la
Congrégation de Cluny. Mon Frere
a eu depuis l'honneur de suivre M.
le Duc de Chaulnes dans ses voyages
de Bretagne, & dans sa longue & derniere Ambassade de Rome; & quelque
tems aprés son retour, Dieu, comme
j'ay dit, par un effet secret de sa volonté impénetrable luy a fait la mise-
ricorde de l'appeller à luy le neuviéme
jour de Février 1694.

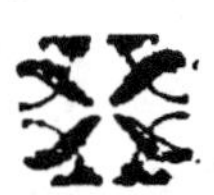

TABLE
DES CHAPITRES.

Fin de la Table.

Approbation de Monsieur Burlet , de l'Academie Royale des Sciences , Docteur Regent de la Faculté de Medecine à Paris.

J'AY lû par l'ordre de Monseigneur le Chancelier , ce Manuscrit , Ouvrage posthume de M. l'Abbé Rousseau cy-devant Capucin du Louvre , & recüeilly par les soins de M. son frere , où j'ay trouvé quelques préparations de Remedes Chymiques qui peuvent être d'un fort bon usage en Medecine , la plûpart tirées de Vanhelmont , de Paracelse , & de Basile Valentin. Fait à Paris ce 13. Juillet 1701,

Signé, BURLET.

PRIVILEGE DU ROY.

LOUIS par la Grace de Dieu, Roy de France & de Navarre: A nos amez & feaux

Conseillers, les Gens tenans nos Cours de Parlement, Maîtres des Requestes ordinaires de nôtre Hôtel, Grand-Conseil, Prevoft de Paris, Baillifs, Sénéchaux, leurs Lieutenans Civils & autres nos Jufticiers qu'il appartiendra, Salut. Le Sieur Rousseau de la Grange-Rouge Avocat en Parlement, Nous a fait remontrer qu'il a pris foin de recüeillir aprés la mort du feu fieur Abbé Rousseau fon frere, nôtre Medecin, plufieurs de fes Manufcrits, & que pour l'utilité publique Nous luy avons permis & accordé en 1696 de faire imprimer un de fes Ouvrages intitulé, *Secrets & Remedes éprouvez*, dont les experiences ont été faites au Louvre ; Et en 1701. un autre intitulé *Prefervatifs & Remedes univerfels, tirez des Animaux, des Vegetaux & des Mineraux ;* mais comme le premier Privilege ceffera au mois de Novembre prochain, & l'autre au mois d'Aouft de l'année prochaine ; que le dernier de ces Livres eft tellement relatif au premier, que de quelque importance que ce dernier foit, il deviendroit comme inutile fans l'autre, qui en eft la bafe & le fondement, & que dans les derniers tems il n'a pas été en état d'en faire pendant l'intervale de fes Privileges tirer des Exemplaires en affez grand nombre, pour fatisfaire le Public qui les recherchent de nouveau, il Nous a tres-humblement fait fupplier pour le defintereffer de la dépenfe qu'il y a fait, & qu'il convient encore de faire, pour une feconde Edition, de luy permettre de faire réimprimer lefdits Livres. A ces causes, Nous luy avons permis & accordé, permettons & accordons par ces Prefentes de faire réimprimer lefdits deux Ouvrages intitulez·

Secrets & Remedes éprouvez, ensemble Preservatifs & Remedes universels, tirez des Animaux, des Vegetaux & des Mineraux par le
Sieur Abbé Rousseau, en telle forme, marge,
caractere, en un ou plusieurs volumes, & autant
de fois que bon luy semblera, & de les faire
vendre & distribner par tout nôtre Royaume,
pendant le tems de quatre années consecuti-
ves, à compter du jour de la datte desdites
Presentes. Faisons défenses à toutes personnes
de quelque qualité & condition qu'elles soient
d'en introduire d'impression étrangere dans
aucun lieu de nôtre obéïssance : & à tous Imprimeurs, Libraires & autres d'imprimer, faire
imprimer & contrefaire lesdits Livres en tout
ny en partie, sans la permission expresse & par
écrit dudit Sieur Exposant, ou de ceux qui auront droit de luy ; à peine de confiscation des
Exemplaires contrefaits, de quinze cens l. d'a-
mende contre chacun des contrevenans, dont
un tiers à Nous, un tiers à l'Hôtel-Dieu de Paris, l'autre tiers audit Sieur Exposant, & de
tous dépens, dommages & interests, à la charge que ces Presentes seront enregistrées tout
au long sur le Registre de la Communauté des
Imprimeurs & Libraires de Paris, & ce dans
trois mois de la datte d'icelles ; que l'impression desdits Livres sera faite dans nôtredit
Royaume & non ailleurs, & ce en bon papier
& en beaux caracteres, conformément aux Reglemens de la Librairie, & qu'avant que de les
exposer en vente, il en sera mis de chacun deux
Exemplaires dans nôtre Bibliotheque publique,
un dans celle de nôtre du Château du Louvre
& un dans celle de nôtre tres-cher & feal Che-
valier, Chancelier de France le Sieur Phely-

peaux Comte de Pontchartrain , Commandeur de nos Ordres , le tout à peine de nullité des Prefentes ; du contenu defquelles , Vous mandons & enjoignons de faire joüir ledit fieur Expofant ou fes ayans caufe pleinement & paifiblement , fans fouffrir qu'il leur foit fait aucun trouble ou empêchement. Voulons que la copie defdites Prefentes qui fera imprimée au commencement ou à la fin defdits Livres , foit tenuë pour duëment fignifiées , & qu'aux copies collationnées par l'un de nos amez & feaux Confeillers & Secretaires foi foit ajoûtée comme à l'Original. Commandons au premier nôtre Huiffier ou Sergent fur ce requis de faire pour l'execution d'icelles tous Actes requis & neceffaires, fans demander autre pemiffion , & nonobftant Clameur de Haro , Charte Normande & Lettres à ce contraires:Car tel eft nôtre plaifir. Donne' à Verfailles , le dix-feptiéme jour d'Octobre, l'an de grace mil fept cens fix , & de nôtre Regne le foixante-quatriéme. Par le Roy en fon Confeil , Le Comte.

J'ay cedé & tranfporté mes droits prefens & à venir du prefent Privilege & defdits deux Livres au Sieur Claude Jombert Marchand Libraire à Paris , fuivant l'accord fait entre nous. Ce jourd'huy trente Novembre 1706. Rousseau de la Grange-rouge.

Le Privlege a été avec la ceſſion cy-deſſus au fieur Claude Iombert, regiſtrez fur le Regiſtre N°. 2. de la Communauté des Libraires & Imprimeurs de Paris , page 149. N°. 328. conformément aux Reglemens , & notamment à l'Arreſt du Conſeil du 13. Aouſt 1703 A Paris , ce fixiéme de Décembre 1706. Signé , Guerin , Syndic.

SECRETS

SECRETS
ET REMEDES
EPROUVEZ.

INTRODUCTION.

IL y a long-temps que je m'étois proposé de mettre au jour plusieurs Experien-ces, qui m'ont coûté bien de la peine, beaucoup de veilles & de voyages, & qui devroient rendre un Philosophe plus avare que je ne suis, du fruit de tant de travaux. Depuis 25. ans je suis en mouvement conti-nuel, pour chercher d'habiles gens de qui je puisse apprendre quelque cho-se d'extraordinaire ; & si j'ay residé

A

quelques années de part ou d'autre j'y ay passé les jours & les nuits à la lecture des Livres les plus rares, & à ce que les Philosophes sçavent qui peut dignement occuper dans un Laboratoire. Si tous ceux que j'ay pratiquez dans les conversations de Phisique & de Medecine avoient été de mon humeur, les misteres de l'Art ne seroient pas si cachez.

Car sans parler des grands Arcanes, il n'y a pas un petit Artiste qui ne paroisse aussi misterieux que Paracelse, & que Raymond-Lulle. Il y en a qui pour se rendre célebres, ne parlent que par de grands mots, ou par des monosillabes, qui ne signifient rien chez eux ny à ceux à qui ils parlent, sans vouloir pourtant s'expliquer davantage, crainte qu'on ne connust la pauvreté de leur fond, & la sterilité de leur Art.

Le Public, dit-on, est souvent une beste qui ne rend justice à personne, & moy j'ay pour maxime que le Public n'a jamais manqué de justice pour ceux qui vont droit. On n'a qu'à se taire, & laisser aller le cours de la Nature ; quand le fond est bon, la verité & la bonne foy triomphent toûjours de l'imposture & de l'artifice. Mais enfin, quand cela n'arriveroit pas, un honnête homme aime toûjours mieux écouter des reproches injustes d'un Public abusé, que de les sentir en secret chez luy-même.

A ij

PREMIERE PARTIE.

THEORIE.

CHAPITRE PREMIER.

*De la préparation des Remedes
en général.*

TOUTES les experiences que l'on
peut faire en Phifique, feront
toûjours peu eftimées, fi on ne fait
en même temps connoître qu'elles font
fondées fur des principes fi folides,
qu'il y a lieu d'en efperer tous les effets qu'on en promet ; principalement
en Medecine, où les plus fubtils &
les plus fpecieux raifonnemens n'o-
perent rien du tout. On fçait qu'on
ne manque pas de drogues dans la
Pharmacie, & on n'ignore pas qu'avec
toutes ces drogues, on voit de fi foi-

bles effets dans l'application qu'on en fait, qu'on pourroit dire que les remedes manquent dans les besoins les plus pressans.

Les plus habiles Phisiciens en ont cherché la cause bien long-temps avant moy, & tous l'ont attribuée au deffaut de la connoissance du remede, ou au deffaut de sa préparation. On ne va point au but où la Nature peut tendre dans ces sortes de mouvemens ; la même Nature y doit beaucoup plus agir que l'art ; & il ne suffit pas de faire des compositions, ou des mixtions onereuses, qui souvent gâtent plus ce qu'il y a de bon dans les remedes, qu'elles ne les perfec-tionnent par leur mélange.

Il faut donc considerer dans un Remede trois choses. La premiere si pour guerir une maladie telle Plante, tel Mineral, &c. est bon & suffisant de soy, seul, & sans aucune alteration ou préparation considerable. Pour lors l'Art ne peut rien faire que le gâter, & éteindre une vertu simple qu'on n'y trouveroit plus. Comme seroit le suc crû de Chicorée sauvage, dont un petit verre donné aux premieres approches de l'accés des fiévres, les guerit ordinairement en deux ou trois prises. De même du suc crû de l'Ortie blanche appellée Galiopsis dans les herbiers, dont deux ou trois cuillerées prises le matin & le soir, guerissent la dissenterie, & plusieurs pertes de sang des femmes. Vanhelmont la nomme, *Urtica non pangens flore albo cucullato* ; dont il parle pour les vapeurs ou maladies de matrice, mais il ne dit point la maniere de s'en servir. A ces sortes de remedes, il ne faut point d'autre préparation ; parce que la vertu consiste dans la simplicité même du simple qu'on pourroit corrompre en l'alterant.

La seconde chose qu'il y a à considerer dans les Remedes, c'est lorsqu'ils sont trop foibles pour l'effet qu'on en espere ; la troisiéme lorsqu'ils sont trop violens dans leur operation. Il faut donc exalter les uns & corriger les autres ; & on ne sçait ordinairement faire ces deux grandes operations dans la Medecine, que par des mélanges de plusieurs autres drogues ioutiles, qui ne font pas le Remede meilleur qu'il étoit auparavant. Il y a bien une autre intelligence dans la Nature, pour parvenir à l'exaltation des Remedes trop foibles, & à la correction de ceux qui font trop forts. Une bonne Phifique nous la fait comme toucher au doigt. La Nature a dans elle-même fes agens, & fes moyens pour fatisfaire, & à l'un & à l'autre, comme l'on verra tantôt. Quand on a fçu murir les principes feminaux, & Phifiques des êtres, il n'y a plus de violence ny de venia dans les plus grands poifons.

Je ne nie pourtant pas qu'il n'y ait quelquefois des mélanges tres utils, *Nota.* & même tres néceffaires; mais on verra dans la fuite qu'ils feront faits fur des principes tout differens de la Pharmacie ordinaire Comme par exemple quand je meffe quelqu'autre Remede avec de l'Opium, ce n'eft point pour le corriger, puifque je l'ay déja corrigé par luy même, fans aucun mélange; mais c'eft pour concourir aux mêmes fins pour lefquelles je donne l'Opium. Pour des fiévres j'y meffe des

Nota Cette correction fe fait par la fermentation.

fébrifuges, pour des dissenteries des adoucissans, & des vulneraires. De même des autres choses, dont on verra la pratique & l'experience

Il faut donc concevoir d'où peut venir la foiblesse ou la violence dans les Remedes, pour en pouvoir corriger ou exalter les proprietez, & en tirer les succés que l'on desire. Pour moy j'ay toûjours cru que la vertu Phisique reside dans le principe essentiel, & seminal de chaque être, lequel fait dans nous des mouvemens aussi difficiles à expliquer, qu'ils sont difficiles à estre connus dans eux-mêmes.

CHAPITRE II.

Du mouvement naturel des Vegetaux.

JE sçay ce que la Phisique moderne dit de plus plausible, touchant les mouvemens & la configuration des parties muës & mouvantes ; & je sçay qu'avec tout cela on ne produit rien de nouveau dans la Nature sur ce sistême. Au contraire aprés beaucoup de paroles, que l'on y condamne chez les autres, tout se réduit à retomber dans le même inconvenient de ne prouver rien véritablement par ses causes, & d'être toûjours comme auparavant suspendu par des suppositions familieres à cette opinion : laquelle contre le dessein de son premier principe, ne démontre rien de plus que les autres.

Je conviens de bonne foy, qu'il y a bien des choses dont on se tourmente beaucoup en Phisique, que l'on ne peut expliquer, parce que comme elles ne sont point l'objet d'aucun des sens, nous ne sçaurions en former une notion qui les represente ; & encore moins pourrions-nous en exprimer l'idée que nous en aurions, si nous pouvions en former une ; car la parole n'est pas un organe proportionné, pour representer ce qui n'est pas l'objet de l'oreille, ny des autres sens.

Je n'entreprendray donc point de prouver par quelle raison tel simple est un venin, tel autre est un antidote, un autre est somnifere ; comme l'Opium qui est l'un & l'autre : car trés serieusement je croy cela tout-à-fait

Opium est anti- dote, &c.

inexprimable. Un bon Naturaliste ne
feroit pas fatisfait, fi on luy difoit que
c'eft parce qu'il y a dans l'Opium des
particul s figurées de telle maniere,
lefquelles s'accrochant avec les particules des efprits vitaux ou animaux,
& les embarraffant, empêchent leur
mouvement, & font le fommeil: un habile homme n'y entendra rien davantage, que fi on avoit attribué la puiffance fomnifere à une vertu occulte, que
l'on traite d'ignorance aujourd'huy.

Car enfin, fi aprés la fu pofition de
ces mouvemens & de ces figures qu'on
avance gratis, on me pouvo t dire & dé-
termin r pofitivement qu lle forte de
mouvement, & de figuration de parties, il faudra pour faire du fommeil ou
pour l'empêcher; & fi celuy qui m'auroit fait une démonftration prétenduë
de ce fait, me faifoit voir en même
temps, qu'il donne un mouvement de
cette nature, à des particules qu'il
me fera auffi voir figurées comme il
dit; & qu'il eft en fon pouvoir de
faire ces figurations, & ces mouvemens pour produire de tels effets :
Alors je conviendray qu'il m'aura

donné une preuve fenfible de ce qu'il
aura fuppofé. Mais pendant que nous
demeurerons toûjours dans les termes de fuppofitions arbitraires, que
chaque fuppofeur déterminera felon
fon caprice ; je ne me trouveray pas
plus convaincu, que fi on m'avoit dit
que c'eft une vertu occulte.

En effet, dites en particulier à dix
de ces Philofophes, qu'ils détermi-
nent quel doit eftre le mouvement,
& q elle fera la figure des particules
qui endorment, chacun la figuera à
fa mode, & donnera le pouvoir d'endormir à la figure qu'un autre déterminera pour caufer une infomnie é-
ternelle.

Je laiffe donc à qui voudra s'y a-
mufer, la recherche de ces operations
naturelles qui paffent nôtre portée,
fi on veut en pénétrer les caufes. Mais
fuppofant le fait, qui eft notoire, fans
m'embraffer du comment ; Je dis,
que le même être feminal du Pavot,
qui eft capable de produire fa plante, l'eft auffi de produire les effets
qu'il opere dans la Medecine. C'eft
dans ma Phifique la même chofe

qu'une vegetation specifiée ; qui a sa
détermination, & sa science par l'i-
dée du Créateur, pour faire toûjours
les mêmes figures dans la plante, &
les mêmes fruits sans erreur, comme
Dieu l'a pensé luy-même, sans que la
pensée de Dieu eût de figure ny de
mouvement.

Un Philosophe du temps se soule-
vant peut être contre cette maniere
de parler, me dira d'un air grave; Je
n'entens point cela ; ces paroles ne
signifient rien : Qu'entendez-vous
par végetation, & par cette pensée
specificative de Dieu ? Pour moy, di-
ra-t-il, je comprens fac lement qu'il y
a dans ce que nous appellons Semence, une plante en racourcy qui a des
filieres disposées chacune en sa maniere, figurées en differentes façons ;
& qu'il y a aussi dans le suc de la terre,
des parties figurées d'une infinité de
façons differentes, lesquelles estant
mises en mouvement par le mouvement universel, & étant poussées par
la pesanteur de l'air, celles qui sont
d'une figure proportionnée aux filieres de la plante passent dedans, &

venant à s'accrocher avec ces particules, elles font un accroissement suc-
cessif. Voilà ce que j'appelle végetation, & moy je répons à ce raisonnement que je ne l'entens point, & qu'il
est contre les experiences que j'en fe-
ray voir dans la suite ; puisque le
mouvement de la végetation sera prouvé par des faits où la plante en racourcy, ne peut plus être supposée,
non plus que ses filieres & ses particules, figurées à l'arbitre des Philosophes modernes. Par exemple le
grain de bled moulu, & passé par le
tamis en farine, & pardessus tout cela détrempé avec de l'eau en boüillie, est dans cet état bien défiguré,
& par consequent ses parties sont
dans une figuration bien éloignée de
pouvoir faire le même mouvement
qu'elles auroient dû faire avant tout
ce froissement, & tout ce boulverse-
ment de filieres, & de figures. Cependant on y trouve encore la même
action de Nature qui est dans le grain
entier, lors qu'il fait sa végetation
dans la terre.

Surquoy je remarque avec beaucoup d'autres, que cette Philofophie pour vouloir expliquer par démonſtration ſenſible, des choſes qui ne peuvent être démontrées, commence par vouloir ignorer ce que tout le monde connoît ſans raiſonner, & ce que tout le monde entend, quand on le nomme. Y a-t'il quelqu'un qui n'entende pas ce qu'on appelle végetation; & aprés cela on veut s'expliquer ſenſiblement, dit-on, par des paroles imaginées qui roullent toutes ſur des ſuppoſitions arbitraires, du moins fort conteſtables ſi elles ne ſont pas tout-à-fait fauſſes, comme l'experience cy-deſſus le fait voir.

C'eſt donc à mon ſens une pauvre Philoſophie, que de vouloir s'attacher trop curieuſement à connoître des choſes qui ne peuvent être connuës, au lieu que ſi on les ſuppoſoit comme elles ſont en effet, ſans ſe mettre en peine de quelle maniere cela ſe paſſe, on pourroit ſur ce fondement porter la Phiſique à quelque choſe de bon, & de réel qui pourroit ſatisfaire.

CHAPITRE III.

De la Végétation.

JE me tiens à la notion générale, que nous avons sous le terme de végetation, & je comprens que c'est ce que tout le monde appelle le mouvement d'une semence, qui tend à une perfection plus grande qu'elle n'a dans cet état ; que cela se fasse comme il pourra, je déclare de bonne foy que je ne le sçay pas, & je croy être meilleur Phisicien que ceux qui voulant dire des choses qu'ils imaginent, disent beaucoup moins que s'ils n'avoient rien dit.

Il est donc seulement question de sçavoir à quel usage on doit mettre cette végetation, dans la Phisique pour en tirer de l'utilité; su quoy on ne peut s'empêcher avant toutes choses d'être persuadé, que tout ce qui perfectionne un estre, le met en état de faire de plus nobles effets qu'il ne faisoit auparavant.

Je ne me mettray point non plus

en peine de ſçavoir comment ces effets feront produits ; par exemple
comment l'Opium en ſormira. Il ſuffit
qu'il endoïme, il a ſa fin & ſa deſtinée de Dieu pour cela ; il n'importe,
comment. Je ne penſe qu'à le mettre
en état de le faïre bien & utilement,
ſans peril & ſans fâcheux accident,
comme dit Vanhelmont ; *Fœlix ager,*
cujus auxiliator Medicus novit lætalia
à papavere ſparar. Je n'ay donc
que faire de recourir à des matïeres
corporelles, pour prouver qu'il y a
dans la Natuïe des mouvemens nouveaux, ou des ceſſatïons de mouvemens, qui avoient préceïé ; puiſque
le premier de tous les mouvemens,
duquel on veuï que tous lïs autres
dépendenï, ne ſuppoſe point de matiere donï lïs extremitez ayent fait
cette premieïe ïmpulſion. C'eſt la
penſée ſeule de Dieu qui n'eſt point
materielle, qui a donné ce premier
branle. Et je défie tous les Philoſophes du monde, de me dire comment
cela s'eſt pû faire. Par conſequent, je
trouve qu'il eſt tout-à fait extraordi-
naïïe, qu'on ne puiſſe pas avoir le même

me sentiment de tous les mouvemens
journaliers, qui ne sont & ne seront
que les mêmes continuez, depuis la
création jusqu'à present, & jusqu'à la
fin du monde. Car si quelqu'un me
peut dire comment la pensée de Dieu a
donné le premier mouvement à la matiere creée sans y toucher par des extré-
mitez, & comment l'ame de l'homme
qui est un pur esprit, & qui n'a point
non plus d'extremitez peut ébranler &
mouvoir la machine du corps, comme
il luy plaît, même à l'arbitre d'un tiers ;
alors il sera reçû à nous expliquer
comment se font tous les mouvemens
particuliers ; lesquels, si on approfon-
dit bien la chose, ne sont pas plus
faciles à comprendre que le général,
& que celuy d'un corps animé, puisque c'est la même Nature qui agit,
& se meut toûjours de même maniere par une science secrette, & infail-
lible indépendemment de telles ou
telles figurations de parties, comme il a été dit du bled & de la farine,
& comme l'on en verra l'experience
dans la suite de ce Livre.

B

CHAPITRE IV.

Ce que c'est que végetation, & fermentation.

LA végetation des estres, n'est autre chose que le mouvement naturel, qu'ils font pour se perfectionner par eux mêmes, & multiplier leur
espece. Et ce n'est que la continua-
tion de la premiere production de
chaque être, qui a été faite par la
vertu de la pensée ou parole de Dieu,
quand il a dit une fois ce qu'il dit
sans repetition tous les jours, que la
terre produise.

On ne fait pas assez de réflexion
sur ce qui se passe continuellement à
nos yeux. Il n'y a rien de plus connu
dans la Phisique que la fermentation :
mais on n'examine pas assez quel rang
elle tient dans l'ordre des choses naturelles. On applique ce mot à tou-
Nota. tes les effervessences qui arrivent même par la mixtion simple de quel-
ques liqueurs opposées, comme feroit du Vinaigre avec de la lessive,

ou de l'huile de therebentine, avec
de l'huile de vitriol, & femblables.
La fermentation naturelle prife dans
le fens de la Philofophie, eft une
chofe bien differente de celle-là; c'eft
ce que l'Ecriture fainte appelle levain.

Ces paroles font fondées fur un
grand principe de Philofophie, &
n'ont pas été dites en l'air, par ceux
qui voyoient fi intimement la nature
des chofes. Car le levain de la pâte
eft cette fermentation Phifique, & végetante ou multiplicative, qui opere
par un principe feminal intrinfeque,
lequel travaille à fa perfection, comme le bled qui germe in terre. C'eft
là même action & la même operation de nature, ainfi que l'on va voir
dans la mécanique fuivante.

Prenez huit ou dix poignées de froment que vous mettrez dans un vaiffeau, avec autant qu'il faut d'eau plus
que tiede, pour le couvrir d'un bon
doigt, laiffez tremper ce grain pendant dix ou douze heures, pour le
faire gonfler. Verfez toute l'eau par
inclination s'il y en a de refte, & met-

tez ce bled dans un lieu un peu chaud, fi c'eft en hyver, le couvrant bien chaudement, jufques à ce que vous voyiez que les grains pouffent une végetation d'un petit filet d'herbe blanchâtre, femblable à une foye. Voilà comme le grain germe en terre, c'eft ce qu'on appelle partout le monde une végetation; fentez quelle odeur a ce bled germé, & vous en fouvenez: d'autre part ayez du levain qui foit auffi de froment, & en obfervez pareillement l'odeur. Enfin, prenez du même bled que vous avez déja tout germé, ou d'autre fi vous voulez, qui ne le foit point encore, & l'ayant fait moudre, faites-le fermenter felon l'art, comme l'on fait pour faire la biere, & fentez encore l'odeur qu'il aura, vous verrez que vous ne pourrez diftinguer ces odeurs, & que le bled germé, la fermentation de la biere, & le levain, ne different en rien du tout.

La fermentation de la biere boût, parce qu'elle eft affez liquide pour laiffer fortir les efprits, qui fe délient de la matiere, & qui s'éxalent au

travers de l'eau, dans laquelle ils font
en mouvement, & ce qui eft incomprehenfible, c'eft que plufieurs vaiffeaux
auffi grands que celuy qui contient les
matieres qui fermentent, ne feroient
pas capables de contenir les efprits *Nota*
qui en fortent. Ce qui n'eft pas une
petite confideration à faire fur une telle action de la Nature, qui étend, pour
ainfi dire, dans une efpace immen-
fe, ce qu'elle avoit concentré dans
un point. Le levain ne fait pas une
ébulition fi mouvante, parce que la
pâte n'eft pas affez liquide, pour laiffer fortir fenfiblement fes efprits corporels : mais il fe forme des cavitez
qu'on remarque dans le bon pain,
qui font les efpaces que ces efprits
s'étoient faits, & qu'ils auroient é-
tendus jufqu'à fe faire paffage, fi la
fermentation du levain avoit été con-
tinuée plus long-tems.

Dans le grain cette efferveffence eft
moins fenfible, parce que l'écorce
ne fe peut étendre que jufques à un
point ; aprés quoy elle s'ouvre, tant
pour donner paffage à fes efprits, que
pour former l'herbe, qui eft la fin de *Nota*
toute cette belle revolution.

On voit donc par toutes ces parti-
cularitez, tant de l'odeur que du mouvement, & de l'étenduë de cette femence, que ce qu'on appelle fermentation chez les Philofophes, n'eft autre chofe qu'une véritable & fincere
végetation générative, ou dégénéra-
tive des êtres, fi trivialle & fi connuë des Jardiniers les plus groffiers.
De forte que toutes les fois que l'on
voit une operation de cette nature, il
faut de là néceffairement conclure,
que la matiere fur laquelle cela fe
paffe aquiert par là une perfection
toute au moins dix fois plus grande
qu'elle n'avoit auparavant ; & ce qui
eft à remarquer, & encore une forte
preuve contre l'opinion des plantes
en racourcy dans les femences, qui
ne peuvent pas être icy fuppofées ;
c'eft qu'il n'importe quelle partie de
la plante, vous mettiez en fermentation pour en augmenter la vertu. Car
comme fans autre femence une plante
peut être multipliée, foit en antant
ou plantant de bouture une jeune ti-
ge, de même en fermentant le fuc ou
les feüilles des plantes, on ne laiffe

pas d'en avoir la vertu feminale en
eſſence. Parce que le ſuc des plantes
eſt comme le ſang des animaux, qui
eſt le vicaire de leur ame ou de leur
ſemence, *ſanguis eorum pro anima
eſt:* C'eſt-à-dire qu'il fait les mêmes
effets que la ſemence de l'animal dont
il eſt ſorty. Nous en parlerons peut-
être plus au long dans ſon lieu.

Ce qui prouve bien évidemment
auſſi l'exaltation de la vertu des êtres
par la fermentation, c'eſt la propagation ſi facile, & ſi prompte que
nous voyons des choſes fermentées,
comme du levain pour faire fermenter
d'autre pâte. Car ſi toute la maſſe du
monde étoit de la farine détrempée
en pâte, il ne faudroit pas plus gros
qu'un œuf de bon levain, pour faire
tout lever l'un aprés l'autre, ſans aucune diminution de la vertu premiere. Tellement que c'eſt une action
infinie de ſa part, puiſqu'elle ne ceſſe-
roit d'agir que par deffaut de matiere laquelle finiroit, là vertu du levain
demeurant toûjours elle-même.

CHAPITRE V.

Des dissolvans naturels.

Nota.

CEla donne une idée bien plausi-ble de la nature du dissolvant inaltérable, que Paracelse, & Van-helmont appellent Alkaest ; lequel re-sout tout ce qu'on mêle avec luy, sans jamais s'alterer ny s'affoiblir, avec cet-te difference que l'Alkaest agit sur tous les êtres sublunaires, soit mé-taux, végetaux ou animaux, & que le levain ou ferment dont nous par-lons, n'agit que sur les êtres de son genre, soit végetaux, soit animaux ou mineraux ; si ce n'est que celuy des végetaux, & des animaux agit aussi pourtant sur les uns & sur les autres, comme les experiences suivantes. le feront voir.

Nota.

Il faut donc faire icy une réflexion qui est plus importante, que beau-coup de Philosophes ne se le persua-dent ; on cherche un dissolvant radi-cal dans la Chimie, qui ait la vertu de resoudre en matiere premiere, &

avec

avec cela de conserver sans alteration la forme specifique, & la vertu seminale des Estres.

La voye, & le moyen d'y parvenir, ne sont autres que la fermentation. Cela est si bien étably chez Raymond-Lulle, & les autres grands Philosophes, qui nous donnent encore l'exemple de la résolution du grain de bled dans la terre, que Raymond-Lulle l'appelle en d'autres endroits son vin *Recipe vinum*. C'est pour nous faire entendre que ce vin, & cette dissolution naturelle & radicale, n'est autre chose que la fermentation, dont nous venons de parler, & sans laquelle à peine pourra-t-on préparer des Essences, ny faire des Remedes d'animaux ou de végetaux, qui ayent une bonté distinguée. *Nota.*

Il est donc manifeste, que le vin chez Raymond-Lulle n'est autre chose dans le regne végetal, que la fermentation des Simples, dont il veut faire les Essences, & il est encore certain, que cette fermentation ou ce vin est quelque chose d'analogue au-dissolvant, dont il faut se servir pour dis-

C

foudre radicallement les métaux. Ainſi
c'eſt une raiſon fondamentale dans
la Phiſique, qui luy fait appeller du
vin la matiere de ſon diſſolvant ; puiſque nous voyons que la corruption
multiplicative, ou diſſolution du grain
dans la terre, eſt une véritable fermentation, comme celle de la biere,
& du vin naturel.

C'eſt auſſi une corruption Phiſique, que les Philoſophes appellent leur
fumier ; la pierre des Philoſophes, di-
ſent-ils, ſe trouve dans du fumier. Il
n'y a que de la diſcretion préſentement
pour ſçavoir, que ce fumier n'eſt pas
celuy des animaux ny celuy des végetaux ; mais que ce doit être un fumier
mineral, & métallique, & une corruption fermentative & naturelle du
même regne, *lapis Philoſophorum re-
peritur in ſterquilinio* ; car ſans cette
corruption fermentative, jamais la ſemence aurifique, ne pourra être exaltée à une perfection multiplicative.

L'Evangile parle dans le même
ſens que les Philoſophes ; & Jeſus-
Chriſt le maître du Monde, nous diſant luy-même, que le Royaume des

Cieux eſt ſemblable à du levain, nous enſeigne que pour devenir meilleurs, & plus parfaits, il faut mourir d'une mort qui nous doit être communiquée par un être ou levain ſuperieur de la nature, duquel il faut que nous devenions. Nota.

Et pour nous donner une comparaiſon plus ſenſible, & nous faire entendre que l'exaltation des Etres, ne ſe fait que par la même action qui ſe paſſe en terre dans la mort, réſolution, putrefaction, & fermentation du grain de bled; ce grand Maître de la Nature & des Philoſophes, nous décrit cette operation, lors qu'il veut nous inſtruire de ſa Reſurrection & glorification, qui ne doivent ſuivre que de la reſolution, & fermentation de ſon Humanité Diviniſée: diſſolvez ce Temple, dit-il, je le rétabliray. *Solvito Templum hoc, & reædificabo illud;* Mais il déclare plus diſtinctement, & plus formellement la maniere & l'action naturelle à ſa perſonne Divine, dont doit fluer cette perfection glorifiante: L'heure de la clarification de l'homme eſt venuë, *venit hora ut clarifice-*

tur filius hominis ; & fans interruption de difcours, il pourfuit : Si le grain de froment tombant en terre ne meurt, il demeure feul ; mais s'il devient mort, il apporte beaucoup de fruits : *nifi granum frumenti cadens in terram mortuum fuerit, ipfum folum manet, fi autem mortuum fuerit, multum fru4tum affert* ; pour nous faire entendre que fans l'operation préalable d'une mort fermentative, la clarification ne peut pas arriver. Le levain de la gloire éternelle, c'eft la charité.

Voilà donc une explication auffi jufte qu'elle eft naturelle, & auffi fignificative qu'on en puiffe apporter pour nous faire voir, que l'operation du levain, qui fe paffe en terre dans la mort *Nota.* ou réfolution fermentative du grain, eft le mouvement naturel, fans lequel on ne peut efperer de multiplication ny d'exaltation, *nifi granum mortuum fuerit manet* ; & qu'au contraire dés lors que cette operation de la Nature fe fait, la perfection multiplicative de la vertu s'enfuit néceffairement, *fi autem mortuum fuerit, multum fru4tum offert.* Nous pouvons hardi-

ment parler de la sorte, aprés que Je-
sus-Chrift l'a dit le premier; & c'eft ce
qui nous doit donner une idée admirable de tout ce qui se passe dans une
action auffi triviale qu'eft la fermentation, dans laquelle il paroît manifeftement que corruption, diffolution,
fermentation, végetation, fublimation, exaltation, clarification, font
toutes la même chofe, dans le vray
fens des Philofophes, & de la Nature, & dans celuy de la Sainte Ecriture même, qui nous fert d'une autre autorité invincible, pour foûte-
nir les raifonnemens de nôtre Philofophie.

Je fçay que Vanhelmont, dit en
quelque endroit qu'il y a de la difference entre la fermentation du grain,
dont on fait la biere, & celle qui fe
fait en terre lors qu'il germe; parce
que, dit-il, la biere donne de l'eau-de-
vie, qui a été produite par l'action du
levain, & que le grain qui germe n'en
donne point.

Je répons que cette difference n'eft
qu'accidentelle, & que la raifon pourquoy il n'y a point d'eau-de-vie dans

le grain qui pourrit en terre, eft qu'il n'eft pas diffoûs dans affez d'humidité pour étendre fuffifamment les efprits qui fe dévelopent par l'action du ferment ; au lieu que dans la biere ces mêmes efprits font étendus & retenus dans l'eau, dont on les fépare aprés par la diftilation ; au contraire ces efprits fe trouvant concentrez dans l'écorce du grain, ils fe corporifient avec le germe, auquel ils fervent de nourriture, & comme d'efprits vitaux de fon genre. Dans la biere il ne fe peut faire de corporification du germe, à caufe de la grande diffufion des matieres ; auffi n'y a-t-il point d'embrion à nourrir, mais ces mêmes efprits qui y avoient fervy, ne laiffent pas de s'y former avec toute la perfection & la nobleffe qu'ils devroient avoir pour faire la multiplication, & végetation exaltée de la plante. Ces efprits font ce que nous appellons, Eau-de-Vie, dans toutes les matieres fermentées du genre végetal ; car dans le genre animal, & le genre mineral, ces fortes d'efprits font d'une autre nature.

Il eſt donc aſſez clair, par ce que
nous venons de dire qu'une plante é-
tant bien fermentée, ſon ſuc qui eſt
ſon ſang, eſt réduit en matiere premiere, par une réſolution Phiſique,
naturelle, & non violente, & que par
conſéquent l'eſprit de vin qui en ſera
tiré, ſera un diſſolvant naturel & homogene, pour extraire la vertu eſſentielle des plantes de ſon eſpece. Ce
raiſonnement eſt d'autant plus certain
que tous les Philoſophes diſent, qu'il
faut faire leur diſſolution doucement,
ſans corruption, & de même maniere que le grain eſt diſſous dans la
terre en ſa premiere matiere ; ce que
nous avons montré n'être autre choſe
qu'une vraye & naturelle fermentation, comme celle du vin & de la biere, par le moyen de laquelle on tire
le diſſolvant radical & homogene végetable de chaque eſpece de plante.
Mais pour rendre ce diſſolvant parfait, il faut y joindre le Sel volatil de
ce qui reſte aprés la ſéparation de
l'Eau-de-Vie ; afin que l'intcgrité de
la plante entre dans la compoſition de
ce même diſſolvant, qui eſt déja de

C iiij

ſoy une eſſence , quoyque moins parfaite , & quand même ce ſel volatil
n'y ſeroit pas ajoûté , il eſt certain que
cette Eau-de-Vie contient en ſoy la
plus grande & la meilleure partie du
ſel , parce qu'il a été volatiliſé par la
fermentation , auſſi bien que l'huile
Huile eſſencielle. eſſencielle des plantes aromatiques ;
cette huile dans ces plantes eſt toute ,
ou peu s'en faut , reſoute en eau de-
vie par la fermentation , puiſqu'il n'en
paroît preſque point dans la diſſolution
Nota. de ces plantes fermentées;leſquelles en
donneroient beaucoup ſi la fermentation n'avoit pas précedé,quoy qu'elles
euſſent été macerées autant de jours
dans la même quantité d'eau tiede ,
ſans y ajoûter de levain , & ſi aprés la
fermentation , il y reſte quelque peu
d'huile , c'eſt qu'elle n'a pas été aſſez
bien faite ; neanmoins en ce cas elle
ſe meſle & diſſout totallement avec
l'eſprit dans la rectification qu'on en
fait , en ſorte qu'il n'y paroît plus aucune goute d'huile.

Ce n'eſt pas pourtant qu'on doive
croire , que ces ſortes de diſſolvans
végetaux réſoudent les feüilles , ou les

tiges des plantes qu'on met dedans ;
mais ils font l'extraction de la teinture , goût & odeur des plantes : en
quoy selon les habiles Philosophes
consiste la vertu , & l'essence des choses , quand elles sont extraites par un
dissolvant de la même nature.

CHAPITRE VI.

De la differente maniere de préparer les Simples.

IL y a pourtant encore de la diffe-
tence à faire dans la maniere de préparer les Simples , ainsi que dans celle
de s'en servir , car les Plantes chaudes
qu'on nomme Cephaliques , comme
sont la Rhuë , le Romarin , la Sauge &
autres herbes odoriferantes , donnent
beaucoup d'eau-de-vie , parce qu'elles abondent en sel volatil , & en huil-
le essencielle. Les Plantes froides au
contraire ne donnent point d'eau-de-
vie ou comme point , parce qu'elles
n'ont point du tout d'huile volatile essencielle , dont l'eau-de-vie est com-
posée avec le sel volatilisé par la même

action du ferment; nous ferons dans la pratique la diſtinction de l'uſage qu'on en doit faire, & de la maniere particuliere de s'en ſervir.

Les Plantes vulneraires, comme ſont la grande Conſoude, la Brune-le, Sanicle, Pervanche, Scordium, Bugle, Pulmonaire, Tuſſilage, & autres de cette nature ne donnent que trés peu d'eau-de-vie, ce qui marque que leur nature n'eſt pas ſi volatile, & que même l'eau-de-vie n'eſt pas toûjours bonne dans les potions vulneraires, à moins qu'elle ne ſoit bien trempée; & par conſequent il faut chercher leur baume & leur vertu, dans ce qui reſte aprés la diſtilation de l'eau-de vie, c'eſt dans ce reſte que la moëlle eſſencielle de ces Plantes réſide d'une maniere qui differe autant des ſimples décoctions ordinaires, qu'un mort differe d'un homme vivant, parce que, comme nous avons dit, le ferment a ouvert & vivifié les êtres & a mis en action leurs principes ſeminaux, qui étoient comme morts, & tellement liez & embaraſſez auparavant, qu'à peine pou-

voient-ils donner des marques de
leur préſence, de là vient que les Remedes ordinaires paroiſſent, comme
j'ay dit, ſi foibles & ſi languiſſans a-
prés les préparations communes, qui
ne ſont pas ſuffiſantes ; mais le moyen
de faire une eſſence vulneraire excellente, c'eſt de diſſoudre dans l'eau-
de-vie, non rectifiée ſon réſidu évaporé en conſiſtence d'électuaire.

Nota.
Eſſence
vulne-
taire.

CHAPITRE VII.

De la fermentation des Animaux.

POur ce qui eſt des Animaux,
quoy qu'il ne paroiſſe pas ſi ſen-
blement que leur diſſolution ſoit de
même nature que celle des Plantes ;
elle ſe fait cependant par une fermentation véritable, qui ne differe que
parce que c'eſt un genre diſtinct, & ſi
on y fait toute la réflexion que la choſe merite, on verra que c'eſt la même action naturelle, parce que la Nature eſt une, & par conſequent inva-
riable dans la ſimplicité de ſes mouvemens : de ſorte que le levain vé-

Nota.

getable , est un agent suffisant pour mettre leur ferment en action , comme nous avons dit de la pâte : aussi n'est-ce pas sans raison que Moïse , qui a mieux connu qu'aucun autre Philosophe , la Nature des fermens des Etres , dont il nous a le premier décrit le formation , a deffendu de mêler du levain avec le sang des Victimes offertes à Dieu , *non immolabitis super fermento sanguinem victimæ* ; parce que le levain n'étant autre chose qu'un mouvement seminal & végetable , qui s'exalte pour faire une digestion ou transmutation des sucs qui luy sont unis , & pour se les assimiler en se perfectionnant luy-même , il altereroit ce sang , & y introduiroit une semence étrangere , qui le feroit tout au moins dégénérer de sa simplicité , & perfection animale , dans laquelle il devoit être offert à Dieu , comme un Animal enterré au pied d'un arbre dégénéreroit en sa nature & nourriture , par la force du ferment végetal ; outre que le sacrifice des animaux & de leur sang , est établi pour signifier la mortification de la chair , & du

fang du Peuple ; & au contraire le levain eſt un ſimbole non ſeulement
de corruption & d'alteration, comme
nous avons dit ; mais il eſt de plus
un mouvement de génération & de
multiplication réelle , qui eſt oppo-
ſée à la mortification de la chair que
les ſacrifices expriment. C'eſt pourquoy il étoit ordonné, que ſi quelqu'un
mangeoit du pain levé pendant ce
tems-là , il fût puni de mort & retran-
ché du Peuple de Dieu ; comme voulant faire vegeter la chair & le ſang
animal contre l'intention du Miſtere
& du Sacrement de la Loy, qui fi-
guroit une vie & une végétation ſpirituelle ſans corruption de levain corporel.

Il y a encore une autre remarque
à faire ſur cet endroit de la Sainte
Ecriture. Elle n'a rien dit ſans un fondement miſterieux d'une verité intrin-
ſeque ; & on ne s'en apperçoit pas
faute de bonne Philoſophie.

Quand Moïſe par l'ordre de Dieu
commanda au Peuple de manger l'A-
gneau Paſcal , qui étoit la figure du
Corps & du Sang Vierge de Jeſus-

Nota.

Chriſt ; Il ordonna non ſeulement
qu'on ne mangeroit point de pain fermenté pendant toute l'octave de la
Ceremonie ; mais il défendit encore
qu'on ne mangeaſt rien de cet Agneau
qui fût crû ny boüilly dans l'eau , &
commanda que tout fût roty au feu.

Le miſtere de cette ceremonie nous
indique manifeſtement la nature formelle du levain & de l'action qu'il a
ſur les Animaux , comme ſur les Vé-
Nota. gétaux , qui eſt de donner un mouvement de génération naturelle vége-
tale & animale , dont ce myſtere ſi-
gnifioit la mortification. Parce que
l'on devoit ſe diſpoſer à une nouvelle
fermentation & végetation ou régé-
nération ſpirituelle , qui devoit nous
être communiquée par l'operation fermentative du Corps pur & chaſte de
Jeſus-Chriſt , que l'Agneau Paſcal re-
preſentoit.

C'eſt pour cela qu'il falloit s'abſtenir de tout ce qui marque, ou peut porter le caractere d'une fermentation
& propagation animale ; & c'eſt pourquoy l'Agneau devoit-être roty &
non boüilly ; parce qu'en rotiſſant ou

grillant la chair, le feu nud, que les Philofophes appellent le tiran de la nature, brûle & confume la vertu fermentative des Animaux ; ainfi que la torrefaction éteint la végétation des plantes : Qu'on feme aprés & culti-ve la graine des végétaux tant qu'on voudra, il n'y a plus d'efperance de germe. Mais bien loin que la vertu fermentative foit éteinte par le boüil-lon, le fuc fermentateur & les efprits feminaux y font retenus & confervez ; & ils y opérent comme la farine dans celuy de la Biere. C'eft pour cela auffi, que les boüillons de viande & les dé-coctions fe tournent & s'aigriffent fa-cilement. Sur ce même principe, & par ces mêmes raifons la même Loy de Dieu défendoit, l'ufage des Animaux immondes. Leurs principes feminaux étoient trop forts pour fe laiffer totalement vaincre au ferment de la digeftion humaine. Et comme dit parfaitement bien Hypocrate : *Quod intrat in corpus aut fuperat, aut fuperatur ;* la force de leur ferment propre ne permettant pas qu'ils fuf-fent tout à fait tranfmuez par le nô-

tre, il y reſtoit un levain de végetation animale, qui ſuſcitoit dans l'homme des mœurs beſtiales de ſon eſpece & de ſon genre ; & qui fortifioit
le fomés du peché originel. L'Ecriture en rend témoignage, diſant ; *Ne
perdere volueris eos qui pecudum mo-
res habuerunt.* La même choſe n'ar-
rivoit pas par l'uſage de la chair des
Animaux qu'on appelloit Mondes ou
Purs ; parce que tout le levain en é-
toit ſurmonté par le levain ſuperieur
de l'humanité ; pourvû que le ſang
en euſt été ſéparé, lequel n'étoit pas
moins défendu que toute la ſubſtance des Animaux immondes : A cauſe
que le ſang des Animaux étant le ſub-
Nota. ſtitut de leur ſemence, il contient un
ferment parfait, ſeminal & végetatif,
qui, comme j'ay dit du ſuc des plantes,
opere les mêmes effets que la ſemence ; & qui dans le temps de la Loy
étoit plus fort que le ferment de la
digeſtion humaine. C'eſt ce que la
Philoſophie Theologique de Moïſe
enſeigne, diſant, que le ſang des Animaux eſt le Vicaire de leur ame, &
que leur ame eſt dans leur ſang ; *San-*
guis

guis eorum pro anima est; anima eorum est in sanguine. Et c'est pour cette même raison que le sang de Bouc, de Porc, de Liévre & tels autres Animaux immondes, fait en Medecine des effets, que le sang des animaux mondes, comme celuy de Mouton & de Bœuf, ne fait pas. Et cela prouve évidemment que le sang de Bouc & des autres Animaux de cette sorte conserve malgré le ferment de l'Estomach humain, un levain seminal de son espece qui agit de sa part sur la nature de l'homme; & donne à nôtre sang un mouvement particulier qui altere la simplicité de son espece, à quoy Moïse a voulu pourvoir. C'est la même chose du lait des Animaux. Car, on ne doit pas croire que celuy de Vache ou de Brebis ait le même effet que celuy de Chevre ou d'Asnesse : Aussi n'est-ce pas sans raison qu'Hypocrate ordonnoit plus souvent du lait de Cavalle qu'aucun autre.

Mais on n'a rien du tout à craindre dans la Loy de Grace; parce que la nature de l'homme étant exaltée par la participation de la vertu de Jesus-

D

Chrift qui fortifie nos bonnes mœurs, elle domine fur le ferment des inclinations beftiales, & furmonte celuy des Animaux purs & impurs, mondes & immondes, comme il a été enfeigné par Jefus-Chrift même à faint Pierre dans l'explication du fonge, où le fcrupule de manger des Animaux défendus lui fut levé. Je ne m'étendray point davantage fur les matiéres Théologiques, en ayant parlé amplement dans un Traité particulier des principaux Myfteres de la Religion, que je donneray peut-être au Public.

CHAPITRE VIII.

Comment fe fait la Fermentation.

POur revenir à mon fujet, & paffer à des confiderations plus fenfibles: Je dis, qu'il faut premierement remarquer, qu'il ne fe peut faire aucune fermentation fi l'air n'y coopere. Parce que, quoi qu'en puiffent dire quelques Philofophes, le premier diffolvant du monde refide en l'air. Et il eft conſtant, comme on le démontre ſans contredit, qu'il y a un eſprit univerſel, inviſible & inſenſible qui ſe corporifie & ſe ſpecifie dans tous les genres, dans toutes les eſpeces & dans tous les individus du monde ſublunaire. Cet eſprit eſt capable par luy-même, ſeul & ſans aucun Art, de diſſoudre les minéraux, les végetaux & les animaux; & de s'unir & ſe ſpecifier avec eux, faiſant corps avec tous, ſans qu'il ſoit dans ſa ſimplicité, ni animal, ni végetal, ni mineral.

Cette propoſition eſt univerſellement reçûë de toute la Philoſophie pratique; & elle eſt fondée ſur des experiences ſenſibles, que je veux bien déduire : ſans quoi peut-être on ne ſeroit pas aſſez perſuadé de ce que j'avance; parce que la prévention où l'on eſt par de mauvais principes, qui ne ſont établis ni ſur aucun Art, ni ſur aucune experience, donne à un opiniâtre tout autant de hardieſſe qu'il en faut pour conteſter des réalitez, dont il n'a nulle connoiſſance. Le fait eſt donc de faire voir, que dans l'air il y a un eſprit univerſel, qui s'unit à toutes chofes, & qui s'incorporant avec les Eftres les refout & les reduit en leur matiére premiere par fuccef-fion de tems.

On voit affez fouvent qu'un Animal mort fe corrompt & fe pourrit ; & parce que la caufe en eft invifible, on ne prend pas garde d'où cela peut provenir. C'eft de cet efprit corrup-*Nota.* teur & feparateur, dont l'air eft animé & remply, lequel pénetre dans le centre des plus profondes cavernes de la terre. Cet efprit fermentateur opere toûjours fans relâche. Et lorfque les Ef-prits feminaux & vitaux des Eftres font vivans, plus actifs & plus forts que luy, ils fe l'uniffent & ils en font comme animez, foutenus, & vivifiez. Mais lorfque les principes féminaux font al-terez & éteins par la mort, ce même efprit toûjours actif travaille def-fus & leur imprime, comme le *levain* fait fur la pâte, un ferment de réfo-lution naturelle par la vertu duquel les Corps font décorporifiez chacun en fa maniére. On voit cette operation fur les rochers & fur les vieux murs, lefquels fe refoudent & fe fondent en

poussiere apparente : Mais qui contient
la vraye substance essentielle des pierres, des briques & de la terre, laquelle réduite en un sel que tout
le monde appelle du Salpêtre. Il n'ya Salpêtre.
qu'à laver cette poussiere, on trouvera
ce sel dans l'eau qui l'aura lavée. Et
le reste de la terre ou poussiere qui
n'a pas été dissoute dans l'eau, étant
laissé à l'air ouvert dans un lieu non
fermé, donnera aprés quelque tems de
nouveau Salpêtre, jusqu'à ce que toute la terre ait été toute résoute par
cet esprit universel dans un sel simple
tel qu'on le voit. La masse corporelle
pierreuse se trouve ainsi détruite & dé-
corporifiée, fonduë & résoute en une
substance dissoluble dans l'eau. Et cette substance ayant acquis un goût de
sel qu'elle n'avoit point, devient dis-
tilable, combustible & salpêtre : Du- Nota.
quel les effets sont si surprenans & si
opposez à ceux d'une brique & d'une
pierre, dont pourtant il a été formé
par ce seul esprit universel. Et ce qui
est beaucoup à considerer, c'est que
si on observe combien la terre dont
on tire le salpêtre aura pesé ; on trou-

vera, qu’elle n’égalera pas le poids du Salpêtre qui en est produit.

Mais quand on voudra exciter l’action de cet esprit merveilleux, il n’y aura qu’à arroser les terres avec de l’esprit de Nitre; & on aura un ferment beaucoup plus exalté en force, aprés lequel la resolution avancera autant en un mois qu’elle auroit pû faire en quelques années. De sorte que, comme nous avons dit de la farine, ou de la pâte, une livre de Salpêtre seroit capable de faire résoudre en Salpêtre toute la masse du monde successivement, si elle étoit de cette nature. C’est ainsi que les campagnes sont fertiles par la résolution de leur superficie en matiere nitreuse; qui est le principe de la fertilité : Et c’est aussi pour cela qu’il faut cultiver les terres; afin qu’elles soient permeables à l’air, & que cet esprit les pénétre plus profondement, & fonde en nitre & en suc végetable, ce qui ne l’étoit pas auparavant. C’est par la même raison que la pluye engraisse la terre, comme disent les Laboureurs : Parce que pénétrant plus avant, elle porte avec elle

Nitre. Principe de la fertilité

Nota.

Pluye.

ce ferment de corruption qu'elle a reçû dans l'air, & dont elle a été impregnée pour le communiquer à la terre ; ainſi la pluye entre en compoſition avec la terre pour former ce ſel par l'action ſeule de cet eſprit inviſible. Lequel en même-tems, & par la même operation épaiſſit l'eau & ſubtiliſe la terre, pour compoſer de l'union des deux un ſimple ſel, qui eſt la matiere prochaine & la nourriture de tous les végetaux. Cette reſolution de la terre & des pierres eſt en bonne Philoſophie, une pourriture de ces ſortes d'Eſtres, comme nous avons dit de l'Animal. C'eſt leur fumier ; & la même action vitale & naturelle du grain de bled dans la terre, & de la fermentation de la biere & du vin. Tout ce qu'on peut y remarquer de difference n'eſt qu'accidentel ; comme je l'ay fait voir des differentes manieres de ce qui ſe paſſe dans le grain qui germe, dans la pâte qui leve, & dans la biere qui bout. C'eſt ainſi de l'Animal qui enfle par la fermentation qui s'en fait pour le pourrir ; & enfin c'eſt le même mouvement des

pierres qui fe pulverife par l'action
du même moteur, quoi qu'il ne pa-
roiffe point d'effervefcence à ceux qui
n'y regardent pas de fi prés. Il eft pourtant tres-réellement vray, qu'il fe fait
un gonflement de la pierre & de la
terre femblable à celuy de la chaux
vive, qui fe fufe en s'enflant & fe
gonflant, jufqu'à tenir beaucoup plus
d'efpace. Dans ce gonflement les efprits invifibles s'évaporent comme
ceux qui font paroître un boüillon-
nement dans le vin & dans l'eau de
la biere; fans laquelle eau ils ne feroient pas fenfibles, non plus que ceux
de la Chaux qui fe fufe, & ceux des
pierres qui fe pourriffent en falpêtre
par la même operation fermentative
de cet efprit univerfel & divin, qui
felon Moïfe étoit porté fur les eaux,
& fur l'aîle des vents.

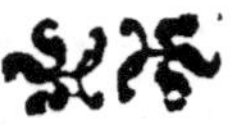

CHAPITRE IX.

Plusieurs experiences de l'action de l'esprit de l'Air, & des moyens differens de la fermentation.

CE n'est pas assez d'avoir vû que les végétaux, les animaux, & la terre végétable ; aussi bien que les pierres qui ne sont point de nature métallique, participent tous de ce ferment & y sont tous sujets. Mais on va voir que toute la Nature sublunaire est soumise à son action ; & qu'il ne s'y fait aucune operation, que par la médiation & l'influence, & même par la mixtion de cet esprit admirable, lequel se corporifie en autant de manieres qu'il y a de differens aimans qui l'attirent aprés qu'ils en ont eux-mesmes été formez. C'est la Doctrine du Cosmopolite ; *Aër generat magnetem, magnes vero generat vel facit appavere aërem nostrum: Est aqua roris nostri ex quâ extrahitur salpetræ Philosophorum quo omnes res crescunt & nutriuntur.*

E

Dans le troisiéme voyage que j'ay fait à Rome, lorsque Monseigneur le Duc de Chaulne mon Patron & mon bienfaiteur me fit l'honneur de me mener avec lui pour avoir soin de sa santé en sa derniere Ambassade; J'allay à Silvena examiner les mines de Vitriol que l'on appelle Romain : & je vis sur les lieux qu'on tiroit de plusieurs cavernes une matiere qui paroît comme de l'Argille ou terre à potier noirâtre, qui a tres-peu de goût. Si on met cette terre recemment ti- *Vitriol* rée de la mine dans de l'eau quoique *Romain.* boüillante, elle n'en tire point de Vitriol. Pour en avoir donc, on la met sous des halles en sillons de l'é- paisseur & largeur d'environ deux pieds; & on la laisse dans ce lieu à couvert de la pluye, sous un simple toit, sans aucune clôture tout autour, pour laisser à l'air la permeabilité. Aprés quelque temps cette terre s'échauffe d'elle-même comme du fumier de cheval; elle fume de telle sorte, que si on ne remüoit ces sillons (comme l'on fait du bled dans un grenier de temps en temps de crainte qu'il ne s'é-

chauffe & ne germe) le feu y pren-
droit, comme au Mont Etna , & comme à la Solfotar de Puſſol proche de
Naples. De ſorte qu'en le remuant de
temps à autre , elle ſe réſoût & pourrit
totalement & ſe réduit en Vitriol.

N'eſt-ce pas là encore la même operation du grain de bled , ſoit qu'il germe en terre ou dans le grenier ? N'eſt-
ce pas l'operation de l'Animal qui pourrit ? de la pierre & de la terre qui ſe réſout en Salpêtre, & ici en Vitriol, parce
que c'eſt une matiére & une matrice
minerale ? N'eſt-ce pas le fumier dont
parlent les Philoſophes ; qui ſe trouve dans tous les Eſtres & dans tous
les genres de la Nature par l'action
de cet Agent divin , inalterable , éternel , infatigable , qui ſe fait tout avec
toutes choſes ? Animal avec les Animaux ; végétal avec les végétaux ,
pierre avec les pierres , mineral avec
les mineraux ; & enfin métal avec les
métaux. Les Philoſophes ont-ils donc
tort , quand ils diſent ; *Spiritus intus
agit totamque infuſa per artus mens
agitat molem , & toto ſe corpore miſcet.*
Et Hermes parle-t'il en Enigme, quand

il aſſure que, *quod eſt ſuperius idem eſt ac quod eſt inferius ad perpetranda miracula rei unius.* Mais afin qu'on ne croye pas qu'il y a de l'imagination dans ces expériences, & que l'on connoiſſe ſenſiblement, que cet eſprit inſenſible, ouvrier de ſi grandes choſes, s'unit & ſe corporiſie avec tous les ſujets du monde inferieur, par leſquels il eſt ſpecifié & individué : Je rapporteray encore quelques experiences qui le feront voir bien clairement.

Sel gemme. La premiere eſt du Sel gemme qu'on tire de terre en Pologne. Et muller parlant du Sel foſſile dans ſon Commentaire ſur Scroder, dit; que lorſque l'on le tire de la terre il eſt molace ; & qu'il durcit à l'air aprés qu'il eſt hors de la mine ; Mais qu'en durciſſant il augmente ſi prodigieuſement de poids que quatre livres en font vingt. De ſorte que ce qu'un homme porte ſortant de la mine à peine cinq hommes peuvent-ils le porter. On ne peut pas dire que ce ſoit une ſimple humidité de l'air qui donne ce poids : Parce que ce Sel ſeroit plus

moû & plus humide, au lieu qu'au contraire il devient plus dur & plus sec,
en devenant plus pesant. D'où peut
donc venir cette surabondance si extraordinaire ? si ce n'est de cet esprit
général & universel qui s'unit à toutes choses, devenant avec elles ce
qu'elles sont, prenant tous les goûts
& toutes les figures sans en avoir aucune.

La seconde experience est celle de
la Calcination de l'Antimoine par le
miroir ardent : dans laquelle il se fait
une chaleur suffisante pour ramolir
l'Antimoine sans le fondre. C'est pour
cela qu'on est obligé de le remüer
sans cesse, crainte qu'il ne se lie & ne
se ramasse en grumeaux ; comme il
feroit aprés l'avoir exposé en poudre
au feu du miroir. Dans cette operation l'Antimoine fume beaucoup, &
il s'en exale autant de matiére que lorsque l'on le calcine sur les charbons
ardens ; cependant au lieu de dimi-
nüer de poids, comme il fait sur le
feu, il en augmente si fort qu'on le
trouve plus pesant que lors qu'on l'y
a mis ; sans conter tout ce qui s'est

E iij

évaporé. D'où vient donc ce poids
communiqué par une chaleur & un
feu celeste , qui n'est fait par aucune matiére qu'on puisse soupçonner
de s'être unie au corps de l'Antimoine ? Peut-on nier ny même douter, que
ce ne soit un esprit invisible qui s'est
corporifié , & s'est fait Antimoine
avec l'Antimoine ? Mais un esprit
igné , auquel on ne peut donner le
nom d'aucune matiére sensible qui
devient néanmoins un corps aussi com-
pacte que de l'Antimoine calciné , qui
se vitrifie aprés cela plûtôt que de s'é-
Nota. vaporer. Il ne prend point de goût
dans cette operation , parce que l'Antimoine n'en a point , quoi qu'il en
prenne autant de differens que le font
tous les Sels ausquels il s'unit dans
leur formation.

Voicy une troisiéme expérience qui
se fait d'un autre maniere sur deux
sujets differens. C'est par le moyen de
l'eau au lieu du feu. Cela fait voir
l'action incomprehensible de ce Pro-
thée, qui agit uniformément avec tous
les Elemens ; pourvû que ce soit pourtant dans un air ouvert , & non pas

dans des vaiſſeaux fermez. Celle-cy eſt ſur de véritables métaux.

Mettez du fer ou du cuivre rouge, en limaille dans une écuelle platte de bois ou de terre : expoſez-là au Soleil de la Canicule ; aſpergez vôtre limaille d'eau pour l'humecter ſeulement à la ſuperficie, ſans qu'il paroiſſe d'humidité couler au fond du vaiſſeau ; au contraire, moins il y aura d'eau ee ſera le mieux, pourvû ſeulement que la limaille ſoit un peu humectée. Laiſſez-là ſecher au ſoleil ; étant ſechée aſpergez-là encore avec de nouvelle eau ; & ayant tout remué, laiſſez reſecher ; continüant ainſi tout le jour pendant deux ou trois ſemaines. Tout le métal s'en ira en roüille, laquelle vous mettrez dans de l'eau boüillante, & elle ſe diſſoudra. Filtrez & criſtalliſez ſelon l'art, vous aurez un Vitriol particulier, dans lequel on ne peut dire qu'il eſt entré aucun corroſif. Le Vitriol a pourtant un goût tres-apre que le fer ny le cuivre n'ont point dans eux-mêmes, ny l'eau dont on les a humectez. D'où vient donc ce Sel qui a pénétré ces métaux, & qui les a

E iiij

rendus diſſolubles dans de l’eau ? Lequel dans la calcination de l’Antimoine cy-devant décrite n’a point de goût, mais au contraire eſt devenu un mineral fuſible & vitrifiable.

Nota.
Diſtillez le Vitriol de Venus à l’ordinaire, feu de reverbere : Il paſſe Eſprit de Vitriol de Venus. un eſprit qui n’a point l’acidité brulante de l’huile de Vitriol vulgaire ; mais il a quelque goût approchant du ſalin, & il paſſe dans cette diſtilation Sel volatil de Vitriol de Venus. beaucoup de Sel volatil, qui ſe criſtalliſe au fond du vaiſſeau aſſez blanc & aſſez dur. *Le caput mortuum* reſte *Nota.* au fond de la cornuë en métalline noirâtre, qui ſe caſſe comme une regule. Laquelle étant laiſſée quelque tems à l’air en attire les eſprits & s’en réanime ; & redevient d’un beau bleu verdâtre, que l’on peut rediſtiler de cette maniere plus d’une fois aprés cette réanimation à l’air, comme la premiere.

Il eſt vray, que le *caput mortuum* de tous les Sels & Vitriols attire l’eſprit univerſel & s’en réanime, aprés quoy il peut être rediſtillé pluſieurs fois ; mais le *caput mortuum* des autres Vitriols ordinaires n'attire pas l'esprit universel si viste ny si copieusement que celuy cy. Il est vray aussi que ces têtes mortes de tous les Vitriols étant redistillées aprés la réanimation ou régeneration à l'air, donnent du Sel volatil si on les pousse au dernier degré du feu.

Voilà bien des manieres dont l'esprit universel agit sur les corps sublunaires qui reviennent toutes à ce seul principe ; que cet esprit miraculeux est le premier Agent du monde ; qu'il a entrée & action sur tous les Estres de quelque genre qu'ils soient ; qu'il les pénetre tous ; qu'il les ouvre & les resout ; & qu'il s'unit & s'incorpore aussi en même temps avec tous ; prenant differentes formes & figures, selon la spécification qu'il reçoit de chaque Estre , auquel il est uny & confermenté.

Et ce sont-là les conditions essentielles que tous les Philosophes demandent pour leur dissolvant radical ; dont la principale est qu'il soit homogene avec ce qu'il a dissous , & qu'il devienne si uni avec luy qu'il ne puisle plus en être féparé. Auffi eft-ce tres-

Nota. certainement de cette fource univerfelle que le diffolvant philofophique
doit être puifé. Il n'eft queftion que
du fujet & de l'aimant dont il faut fe
fervir pour corporifier cet efprit : & il
eft aifé de voir par le dénombrement
que je viens de faire de tant de fujets
differens, dans tous les regnes fublunaires, qu'il n'y en aura pas un fur lequel il n'agiffe. Il y a feulement cette
difference, que quelques-uns doivent
être traitez par l'air tout fimple, comme les Marcafites Vitrioliques, dont

Marcaf-
fites Vi-
trioli-
ques. je n'ay point encore parlé ; lefquelles
d'elles-mêmes par l'action du diffol-
vant univerfel fe calcinent, pulveri-
fent, diffoudent & vitriolifent, fans
addition ni fecours d'aucun moyen ;
comme la mine de Vitriol Romain
dont j'ay parlé, & beaucoup d'autres ; &
même comme le bled dans un grenier,
qui y germe feul fi on ne l'en empêche.
À d'autres fujets il faut un moyen,
& c'eft l'eau ; à d'autres il faut le feu ; &
il y en a encore d'autres qu'il faut aider par d'autres moyens ; afin que l'efprit univerfel ait ingrés dans leur cen-

tre, & qu'ils deviennent aussi un aimant puissant, capable de l'attirer sur-
abondamment & plus copieusement
qu'ils n'en ont besoin pour eux-mêmes.

Je donneray l'exemple suivante pour
une nouvelle preuve des moyens qui
sont quelquefois necessaires pour exciter la vertu magnetique quand elle
est trop fixe & trop endormie. Prenez trois ou quatre onces de Souffre
commun, bien pulverisé ou sublimé
en fleurs ; versez dessus cinq ou six
fois autant pesant d'esprit de Salpêtre & distillez tout l'esprit à feu leger,
sans pousser plus fort qu'au bain de
sable. Cohobez neuf ou dix fois l'esprit sur le Souffre dans la cornuë :
pour lors ce Souffre étant mis à l'air
en attire l'esprit, & le détermine à la
nature de l'huile de Souffre ; en telle
quantité que ces quatre onces de Souffre donnent aprés par la distillation
deux onces d'esprit aussi fort, & qui
a les mêmes qualitez que celuy qui
est fait par la campane. Cependant
l'on ne pourroit pas tirer par cette
voye-là deux onces d'esprit avec qua-

Souffre commun.

Esprit de souf-fre.

tre ou cinq livres de Souffre ; au lieu que par celle-cy quatre onces de Souf-fre préparé donne deux onces d'e-prit à chaque fois ; & reffervent toû-jours d'aimant pour en attirer de nou-veau avec le tems. Ce qui eft encore à remarquer, eft que l'efprit de Nitre qui a fervi à faire cet aimant n'a point du tout changé de nature ny de for-ce ; & qu'il demeure tel qu'il étoit quand on s'en eft fervy, propre à tous les ufages aufquels on pouvoit l'em-ployer.

Cette difcution n'eft-elle pas affez ample & affez bien établie pour per-fuader les moins habiles & les moins experimentez de l'action perpetuelle de l'efprit univerfel ; que j'appelle à bon titre le Mercure des Philofophes, puifqu'il diffout tout, & qu'il s'unit à tout par une action inépuifable, infa-tigable & permanente ; élevant les Ef-tres à une dignité bien plus noble & plus parfaite par la communication de fon efprit fuperieur, qui fait la per-fection de toute la nature. Aprés cela, on ne doit pas me fçavoir mauvais gré d'avoir parlé de la fermentation ; quoi

que les livres en soient remplis ; parce que tout le monde avoüra qu'on
n'a point vû traiter cette matiére comme elle eſt icy expliquée ; auſſi ſeroit-
il inutile de répeter ce que tant d'autres ont écrit.

CHAPITRE X.

Suite de ſemblables experiences.

SUr ces principes j'ay compris, dés
il y a pluſieurs années, que ce que
Paracelſe & Vanhelmond appellent le
premier Eſtre des Sels n'étoit autre
choſe que ce même eſprit & diſſolvant univerſel ; corporifié dans le plus
ſimple de tous les Sels ſublunaires,
qui eſt comme un Embrion de Sel
ſeminal & non meur. Lequel ne ſe
trouve point de ſoy dans la Nature ;
mais qui ſe ſépare du corps des autres ſels, comme leur noyau , leur
cœur & leur centre ; laquelle ſéparation ne ſe peut bien faire que par l'action du même eſprit univerſel ; qui
s'incorporant avec ce Sel le décorpo-

rifie & le rend incoagulable , quoi qu'il vienne de l'eau de la mer.

J'ay montré à quelques personnes ce que c'est que ce Sel : mais je ne croy pas qu'ils puissent le porter au point de la perfection où il peut être conduit par l'Art. Car ce n'est pas assez de sçavoir le faire pour en avoir appris la metode, sans en avoir la science par les principes, & on ne l'acquiert pas pour avoir vû faire une manipulation passagere dont on ne sçait pas les causes naturelles par soy-même.

Sel marin. C'est une chose assez curieuse dans la premiere préparation de ce Sel, de voir les differentes figures & les goûts differens, qui naissent de l'eau mari- *Nota.* ne avant d'être réduite en un état où *Le procedé sur l'eau de mer pour avoir le premier Estre ou levain du Sel & son esprit, est le même que le procedé sur la mere de* elle ne prenne plus de figure. Alors il demeure une matiere incoagulable & non cristallisable , comme une eau épaisse & grasse d'un goût de feu qui attire toûjours l'esprit & l'humidité de l'air. Cette matiére se résout ainsi en huile fort pesante, distillable à feu de sable ; pourvû qu'on ait la patience requise : parce qu'elle gonfle plus sur le

feu, que ne feroit du miel qu'on voudroit diftiller. Aprés la diftillation de
cette huile, il refte un *caput mortuum*
fufible comme la cire, qui paffe par
Art tout en efprit & en Sel volatil,
fans qu'on ait befoin d'y mêler aucun
intermede, foit Bol ou Argille qui ne
feroient que le gâter. De forte que
toute la fubftance de ce Sel paffe en
liqueur ; & cela n'eft pas de legere
confideration pour faire voir qu'il eft
rapproché de la Nature univerfelle
dont il eft compofé, comme nous
avons vû du Sel gemme.

Aprés cela, il femble qu'on ne doit
plus demander· d'où vient la falure
de la mer : puifque nous voyons clairement que ce n'eft qu'une corporification fenfible du fel univerfel du
monde, qui eft invifiblement diffus
dans toute la nature, & qui réfide
dans toute la vafte étenduë de l'air,
où il eft engendré & entretenu par la
lumiere des Aftres. Tous les grands
Philofophes aprés Trifmegifte, ont enfeigné cette Doctrine: mais parce qu'ils
ne l'ont pas prouvée, comme je viens
de faire, les Philofophes médiocres

ont regardé une telle propofition comme une vifion Métaphyfique, qu'on
a tournée en ridicule; quoi qu'elle
foit effentiellement veritable, & fondée fur les principes invariables de la
Nature.

Vitriol.   Je fuis bien aife de confirmer cette
experience par une autre que j'ay faite fur le Vitriol. J'ay déja dit que le
Vitriol n'eft point dans les mines; &
que la matiére minéralle dont il eft
fait, n'eft point un Sel diffoluble dans
l'eau. On le voit encore bien fenfiblement par les pierres ou marcaffites,
defquelles j'ay parlé, qui fe trouvent
dans les terres argilleufes.

J'ay crû qu'on pourroit perfectionner davantage cette operation de Nature pour avoir une diffolution du
corps vitriolique plus fimple & plus a-
nimée de l'efprit genéral. Pour cela
j'ay pris fur les lieux une eau graffe,
épaiffe & noirâtre qui refte dans les
chaudieres aprés les derniéres criftal-
lifations ou coagulations du Vitriol:
cette eau eft femblable à ce qu'on appelle la mere du Salpêtre; on la jette
à Silvena, où fe fait le Vitriol Romain,

parce

parce qu'on n'y en a pas befoin. Mais
dans les mines de Dauphiné qui font
proche de Tin, où je fuis auffi allé
les examiner, on la conferve, & on
s'en fert pour arrofer les terres vitrioliques, comme les Salpêtriers verfent
leur mere de Salpêtre fur les terres
nitreufes : & c'eft un levain pour avancer plus promptement la fonte, la réfolution & la corruption de leurs terres ; duquel on n'a pas befoin à Silvena, où la mine fe refout affez d'elle-
même ; ils appellent en leur langue ce levain Ricotta, c'eft-à-dire
l'eau qui refte aprés plufieurs recui-
tes.

J'ay donc fait réflexion, que cette
eau mere de Vitriol étoit un levain
fur les terres vitrioliques, comme
l'eau mere de Salpêtre en eft un fur
les terres nitreufes ; que ce levain ou
férment minéral ne venoit que de la
corporification du levain ou ferment
univerfel, qui étoit déterminé par la
mine à fa nature pour agir fur fon
genre ; & confequemment qu'on pourroit corporifier davantage de l'efprit
de l'air dans ce ferment minéral, &

F

le rendre plus actif par l'exuberance
& concentration du même ferment
ou diſſolvant genéral : En telle ſorte
que l'eſprit qu'on en tireroit par la
diſtillation pouvoit être un diſſolvant
naturel des métaux pour les réduire
en ſel vitriolique, ſans aucune corro-
ſion, comme nous voyons que l'eſprit
de la même eau de Salpêtre eſt un levain & diſſolvant radical de pierres &
du marbre même, qu'il réduit en leur
matiére premiére diſtillable, c'eſt à dire en Salpêtre : de maniére que cette
pierre & ce marbre qui n'a aucune qualité apparente de ſel, devient pourtant par le levain de cet eſprit un Sel
nitre, pur & parfait, dont on tire un
eſprit nitreux, comme l'ordinaire. Et
il eſt a remarquer, que l'eſprit ordinaire de nitre ſimple ne fera pas cette
réſolution ou tranſmutation des pierres en nitre diſtillable : mais qu'il
faut de l'eſprit d'eau de mere diſtillée
& preparée à cette fin. Cela m'a fait
penſer, que cette eau mere de Vitriol
étant préparée de même maniére pouvoit être un levain exalté pour faire
réſoudre les métaux en matiére de

Sel vitriolique, qui approcheroit de la matiére premiére du métail ; comme le Salpètre eſt une réſolution des pierres en matiére premiere pierreuſe. Car enfin, il ſemble que c'eſt la même operation de Nature, & qu'elle ne differt que dans la ſpecification, puiſque l'on voit que le Vitriol & le Salpêtre ſont produits auſſi de même maniere par la Nature.

J'ay donc pris de cette eau mere de Vitriol, j'en avois bien cent peintes, je l'ay filtrée & fait évaporer à feu doux, juſqu'à pellicule ; puis je l'ay miſe au froid pendant quatre jours, pourfaire criſtalliſer des vitriols qu'il y avoit encore : & j'ay réïteré ce travail juſqu'à ce qu'il ne parût plus du tout de criſtalliſations dans mon eau. Pour lors je l'ay derechef fait évaporer à feu doux ; juſqu'à ce qu'en mettant quelques goûtes ſur une ardoiſe & la laiſſant refroidïr, elle parût en conſiſtance de miel dur, qui ne couloit point ; je l'ay miſe en cet état dans pluſieurs petits vaiſſeaux plats, pour la laiſſer congeler au froid ; & aprés je les ay portez dans la cave penchez

Procedé ſur la mere du Vitriol.

F ij

sur le côté avec un autre petit vaisseau dessous, qui recevoit ce qui se résoudoit à l'air, comme du Sel de tartre; laissant ainsi jusqu'à ce que tout fust resoût. Il me restoit sur la fin encore quelques cristaux qui ne se résoudoient point, que je séparois comme inutiles à mon operation. Je filtrois encore par le papier gris l'eau qui couloit de jour à autre, afin de l'avoir bien pure & plus impregnée de l'esprit general que la premiere fois. Je réïteray ces coagulations, résolutions & filtrations, tant de fois qu'il ne resta plus de cristeaux ny de terrestreïtez sur le filtre; ce qui est arrivé à la six ou septiéme fois. Ce travail a duré six mois tout au moins, & m'a donné un eau épaisse, noire & si grasse qu'elle ne pouvoit passer par le filtre, à moins que le papier & le linge qui le soutenoit ne fussent bien moüillez auparavant.

J'ay fait distiller cet eau doucement & fort soigneusement, à cause d'un gonflement qu'elle fait comme du miel. Ce gonflement est si facile qu'il est presque impossible de l'empêcher, à moins d'une patience extrême, comme celle que j'ay euë ; ayant employé huit jours confecutifs à gouverner doucement un feu de fable , crainte que la matiére ne dégorgeât par le col de la cornuë. La diftillation étant faite le fond du *caput mortuum* étoit d'un rouge de ruby qui jettoit des étincelles comme de l'or fondu, dont il paroiffoit être remply ; & le deffus étoit d'un blanc perlé, éclatant & feüilleté comme le talc, & comme parfemé de perles orientales. Le *caput mortuum* foit qu'il fuft diftillé à fimple feu de fable, ou à feu de reverbere, n'avoit aucun goût non plus que de la terre. J'ay pouffé le feu de reverbere pour en avoir tous les efprits : Aprés quoy l'ayant expofé à l'air, il a bien-tôt repris le même goût qu'il avoit. J'ay verfé fur la tête morte fon efprit diftillé, & les ayant rediftillez, j'en ay tiré un nouvel efprit au reverbere en dix. heures de tems, qui n'étoit plus acide & corrofif comme le premier ; mais tirant fur le falé. Ce fecond *caput mortuum* s'eft tout de nouveau réanimé à l'air ; & cela a continué juqu'à quatre

Nota.

fois, que j'ay eu la curiosité de suivre
cette experience. Il paroît même tres-
fensiblement, que cette attraction n'é-
toit pas prête de finir, supposé qu'elle
doive avoir un terme, lequel ne me semble pas devoir arriver tant qu'il y aura du *caput mortuum* de reste. Car enfin il s'en perd toûjours un peu à chaque fois, & il deviendra plûtôt à rien
qu'il ne cessera d'agir & d'attirer l'esprit universel.

J'ay fait la même chose sur l'eau
mere de Salpêtre aprés l'avoir separée
aussi de tous les Sels, & l'avoir aprés
cela fait résoudre à l'air, filtrer & coaguler tant de fois, qu'il ne resta plus
rien sur le filtre. Il y a cette difference
entre cette matiére & celle du Vitriol
que la tête morte de la mere de Salpêtre distillée sans aucun mélange,
de bol, brique ny argille, reste en masse en forme de métalline, blanche
comme du lait; dont on tire par lexiviation un Sel tres blanc fusible comme de la cire : qui se resoût à l'humide de l'air beaucoup plus viste que ne
fait un Sel de tartre. Je l'ay donc fait
ainsi résoudre, filtrer & coaguler tant

de fois, qu'il ne resta plus de terre
sur le filtre. Et pour lors'a y cohobé
son esprit dessus, & j'ay redistillé par
un feu gradué selon l'Art. J'ay encore fait résoudre à l'air le sel qui restoit, & j'ay continué cette operation
tant de fois que tout mon Sel a passé
avec l'esprit par la cornuë.

Cet esprit animé du Sel ainsi préparé, dissoût l'or sans ébulition, &
l'emporte avec soy par l'alembic à un
feu tres-médiocre. Et il est à remarquer, que quoyque l'esprit de nitre dis- Disso-
solve tres-viste & tres-facilement le lution
mercure & non l'or ; cependant ce non cor-
luy-cy ne dissoût point du tout le mer- rosive,&
cure. Mais en ayant mis sur du mer- volatili-
cure, le mercure devint à l'instant sation de
noir comme de l'ancre, & s'enflant l'or.
au fond du vaisseau comme de la
Chaux qui se fuse à l'air, il se mit
en poussiere de luy-même sans rien remüer & sans se mêler avec le dissolvant ; surquoy les Philosophes feront
telles reflexions qu'il leur plaira ; aussi
bien que sur la dissolution non corro-
sive de l'or, & la volatilisation qui
s'en fait par le même dissolvant ; le-

quel laiffe feulement une partie de l'or
en forme de terre blanche, laquelle
il ne diffout point, non plus que le
mercure.

Je ne parleray pas davantage de l'o-
peration que j'ay faite fur le Sel marin préparé de la même maniére. Il
faut laiffer aux Curieux quelque chofe
à faire par eux-mêmes; afin qu'ils
exercent leur efprit & leur patience,
dont ils auront, befoin. Je leur diray
feulement en paffant qu'un muid d'eau
de la mer ne donne tout au plus qu'une
pinte d'eau mere aprés la feparation
de tous les criftaux qu'on en tire, en
quoy la curiofité de l'Artifte eft affez
fatisfaite. Car il n'y a guere de perfonnes qui s'imaginaffent que dans l'eau
de la mere il y auroit des Sels de toutes les figures que l'Art y rencontre,
comme j'ay dit d'abord. Ce qui n'eft
pas une legere preuve de ce que les
bons Philofophes difent que le Sel de
la mer, ou plûtôt l'eau de la mer, eft
la racine non feulement de tous les
Sels, mais encore de tous les minéraux & de tous les métaux; & qu'on
peut par confequent à bon titre appeller

peller cette eau grasse & ignée, qui
reste aprés toutes les cristallisations ;
le premier Estre des Sels & le centre
de l'élement de l'eau. Principalement
aprés que par plusieurs resolutions à
l'humide, elle est encore impregnée
de l'esprit universel du monde, & portée par l'action fermentative, corruptive & pourrissante du même esprit
universel jusqu'au dernier retour en
sa matiére premiére. Aprés cela qu'on
distille cette matiére, qu'on peut appeller avec Paracelse, *Liquamen salis* ;
mais qu'on la distille sans mélange
de bol, brique ny terre, & qu'on fasse passer tout son Sel avec l'esprit,
comme j'ay dit de la mere eau du Salpêtre ; & on verra ce que ce dissolvant
operera sur l'or ; & comment avec l'esprit de vin un bon Artiste pourra en
tirer une huile dissoluble en toutes sortes de liqueurs.

Je ne doute pas, que plusieurs de
ceux qui voudroient que les operations se fissent en un heure, se re-
crieront contre le tems que celle-cy
demande ; mais en cela, ils feront
bien voir qu'ils ne sont guere Philo-

sophes, & qu'ils ne meritent pas qu'on leur en dise davantage. Car enfin, quand ils voyent un Laboureur cultiver sa terre pour avoir du froment se mettront-ils en colere contre luy de ce qu'il ne peut faire venir son bled en un jour ? J'ay bien eu la patience de donner le temps qu'il faut pour de telles operations sur la seule idée que je m'en suis formée, sans avoir d'autres certitudes de ce qui en arriveroit. C'est pourquoy ces Curieux empressez prendront, s'il leur plaît, la peine d'en faire autant aprés moy sur mes experiences; puis ils exerceront leur talent pour porter plus loin leurs lumieres & leur travail: qu'ils se souviennent seulement bien de ce que j'ay tant dit cy-dessus; que nulle résolution, pourriture ny dissolution naturelle ne se fait, que par l'esprit universel, qui est dans l'air, *volavit super pennas ventorum :* Et que ce qu'on appelle fermentation & végetation n'est autre chose que l'operation de cet esprit sur quelque matiére que ce puisse être.

Nous en avons encore un exemple

bien senfible dans ce qui se passe lorfque les fruits se pourriffent. Une pomme, une poire, un raifin vient à être
piqué: la corruption commence; elle
s'étend, toute la pomme se trouve pourrie en peu de jours. Voilà ce que fait
dans un mur une brique qui commence à être piquée pour ainfi dire; fa corruption s'avance, & elle se refout enfin
toute entiére; aprés quoi le levain de
cette brique infpire aux autres voifines
le ferment corrupteur qui paffe de l'une
à l'autre, comme une pomme & un
grain de raifin en corrompent d'autres, & comme un peu de levain fait
lever d'autre pâte. Ce que j'ay dit de
la fermentation de la biere, qui n'eft
que l'operation du levain & du bled
qui germe en terre, c'eft la même
chofe du Cidre par raport à la pourriture de la pomme, & du vin qui
bout en vendanges, par raport au raifin qui pourrit: Et enfin c'eft la même
chofe que ce qui se paffe dans la préparation du Vitriol & des Sels dont
j'ay parlé.

Confequemment leurs efprits peuvent être appellez Eau-de-vie miné-

Marginal notes:
& végetation.
Corruption ou pourriture des fruits.
Nota.
Eau de vie minerale.

rale puifque c'eft la même operation qui les rend fi volatils, & auffi differens des efprits cruds & groffiers des Sels ordinaires, que celle qui fait differer l'Eau-de-vie du vin, de biere & de cidre, des efprits diftilez de ces mêmes matiéres non fermentées.

Voulez-vous conferver des fruits plus long-tems, il faut les préferver de l'air. Et fi vous en entamez tant foit peu la peau, dés lors que l'air y aura entré, tout auffi-tôt fon efprit y travaillera, & la corruption fermentative fe manifeftera; par laquelle les efprits du fruit & l'effence font mis en mouvement, pour fe délier de la maffe du mixte. Par confequent c'eft la voye réelle de la nature, pour feparer les diffolvans Philofophiques & naturels de tous les Eftres. Parce que ces efprits feparez du compofé retiennent la vertu fermentative qu'avoit le mixte; comme nous avons dit d'une pomme pourrie qui en pourrit une autre, & d'une brique nitreufe qui corrompt celle qui luy touche. Mais avec cette difference que comme ces

 efprits ou effences font feparées de la

maſſe du mixte par l'Art d'une bonne Chimie, auſſi ces eſprits ne font pas le même mouvement, que faiſoit le mixte entier fermentant ſur un autre mixte; mais ces eſſences ou eſprits attirent ſeulement l'eſſence intime des corps de leur eſpece; laiſſant le corps dépourvû de ſon ame, dont cette eſſence eſt animée, le reſte n'étant plus qu'un cadavre privé de ſa vie ſeminale & de ſa fecondité.

La preuve de ce que j'avance eſt bien facile, car quoique l'Eau de-vie ſoit d'une eſpece differente de la graine de choux, de melon, de laituë, elle ne laiſſera pas d'en faire l'effet ſur ces graines, parce qu'elle eſt de même genre végetal. Mais une Eau-de-vie auſſi forte faite des mêmes graines, feroit bien encore mieux; comme celle de la biere ſur du froment ou ſur de l'orge, dont elle aura été faite, en voicy la preuve: Mettez tremper une poignée de froment dans un pot de bonne Eau-de-vie rectifiée, faite du même grain de ſon eſpece, cette Eau-de-vie attirera l'eſſence végetative du grain de telle ſorte que ſi

Nota.

G iij

vous le femez, il ne germera plus ; les Jardiniers qui ne font pas Philofophes, difent que c'eft que le germe du grain eft brûlé par l'Eau-de-vie, ce qui n'eft pas vray. Au contraire, fi vous mettez beaucoup de grain & peu d'Eau-de-vie le grain l'imbibera ; parce que le plus fort emporte le plus foible, & ce grain germera beaucoup plus vigoureufement & plus promptement qu'il n'auroit fait; parce que cette Eau-de-vie qui contient l'effence végetative des grains dont elle a été faite étant imbibée par ce grain elle fortifie fa fecondité, & donne par fon ferment un plus prompt mouvement au grain qui en eft impregné, comme le levain qui fait lever d'autre pâte.

Les mêmes Jardiniers fçavent encore fort bien faire ces promotions pour avancer les fruits & les legumes qu'ils veulent avoir avant leur faifon. Mais ils fçavent auffi fort bien obferver de ne mettre pas plus d'Eau-de-vie qu'il en faut, pour ne pas défanimer leurs graines qui ne germeroient pas ; & ils n'ignorent pas que pour peu qu'on mette d'Eau-de-vie rectifiée fur

des graines, il y en a toûjours plus que
l'essence végetative n'en peut digerer :
parce que l'Eau-de-vie qui domine attire l'essence qui est de sa nature. C'est
pourquoy, afin que la graine demeure la maîtresse, il faut étendre & affoiblir l'Eau-de-vie, y ajoutant de l'eau
commune. Et ainsi le grain qui imbibe
cette humidité ne trouve qu'une quantité d'Eau-de-vie proportionée à la
force de son estomach pour ainsi dire ;
dont sa fecondité est fortifiée par celle qui est dans l'Eau-de-vie.

C'est sur cette regle que les Philosophes parlent de leurs imbibitions
pour faire la resurrection & la réanimation des têtes mortes qu'ils veulent
volatiliser ; ils leurs redonnent peu à
peu les esprits ou les ames qu'ils en
avoient separées par une affusion co-
pieuse & dominante.

CHAPITRE II.

De la correction des Medicamens violents ou veneneux.

CES expériences font une preuve qui ne paroît pas indifferente contre ceux qui aſſurent que les ſemences ne conſiſtent que dans la figuration de la plante en racourci ; & que la végetation n'eſt qu'un accrochement de particules nouvelles qui augmentent le volume de celles qui forment la Plante dans ſa graine ; car nous voyons que les Eſſences dont nous avons parlé, & **Principe de fecondité.** la ſimple Eau-de-vie même, renferment en ſoy un principe de fecondité ; quelque dérangement qu'il y ait de la figure des Plantes dont elle eſt tirée ; & que l'affuſion de cette Eau-de-vie ſur les grains les rend tantôt fecondes & tantôt ſteriles ſans y faire aucun changement. Croira-t'on aiſément, ſi c'eſt par dérangement de parties que la végetation eſt détruite, que ce qui eſt capable de faire ce dérangement produiſe une végetation exaltée incompatible avec le même dérangement?

C'eſt pour cette raiſon qu'il n'importe point que le bled ſoit entier ou non pour faire le mouvement de la végetation; puiſque ſoit qu'il ſoit en terre dans l'arrangement ordinaire de ſes parties, ſoit qu'il ſoit preſſé & moulu en farine, bouleverſé & confondu dans la pâte; ou encore plus, détrempé dans la cuve d'un Braſſeur, le même effet naturel & le même mouvement végetatif nous paroît ſenſiblement & indépendamment de quelque figuration que ce puiſſe être des parties qui le compoſent.

Suppoſé tout ce que nous venons de dire, il n'eſt pas mal-aiſé de voir comment on peut mettre en pratique ce que Vanhelmont a dit de la correction des Médicamens, ou qui ſont trop violens, ou qui ont quelque venin manifeſte. Ce venin fait qu'on n'oſe s'en ſervir ſans de grandes précautions, aprés leſquelles même on ne laiſſe pas de trembler; parce que les corrections communes & ordinaires ne touchent pas au centre de l'Eſtre

En quoy conſiſte le Venin des mixtes.

ny ne féparent pas l'eſſence d'avec les excremens dans leſquels ſeuls conſiſ-tent la vertu veneneuſe & non pas dans l'eſſence ſeminale qui eſt bonne abſo-lument.

Nota.

C'eſt donc le défaut de maturité & l'embarras des excremens, qui cauſent le venin; & plus il ſera grand & ac-tif, plus auſſi doit-on juger que la vertu du mixte eſt grande & plus in-ſigne; parce que l'activité du venin ſuit la plus ou la moins grande affi-nité, que l'eſſence a avec nôtre na-ture; puiſqu'il eſt conſtant qu'il n'agit, que parce qu'il a union & ingrés avec nos eſprits. Laquelle union ou unibi-lité ſuppoſe neceſſairement convenan-ce, affinité & ſinnonimité de Nature; & conſequemment bonté de cet Eſtre par rapport à nous même. De telle ſorte que l'experience que nous avons de ſon venin eſt une conviction ma-nifeſte des excellences qu'il renferme : *Ubi virus ibi virtus.*

Il eſt dont queſtion de ſeparer ces excremens malins qui ſont attachez à l'eſſence ; & qui par cette intelligen-ce & notion ſecrette de nature qui paſ-

fe nôtre connoiſſance, la ſuivent lors
qu'elle s'unit avec nos eſprits. C'eſt
une miſſion, pour ainſi dire, émanée
du don de Création, que nous ne ſçau- *Nota.*
rions penétrer. Dieu a fait une telle
herbe avec une proportion convenable, qui luy fait trouver le chemin
du cœur, du cerveau, &c. C'eſt aſſez
qu'elle y aille ſans que je ſçache ny par
où ny comment, & ce n'eſt pas peu
que ſon venin me faſſe connoître
qu'elle a ſa deſtinée de Dieu pour aller à tel ou à tel viſcere qu'elle attaque
en mauvaiſe part. C'eſt aprés cela aux
Philoſophes de meurir & perfectionner cet Eſtre, & de le ſeparer de ſes
excremens; puis l'eſſence qui par cette preparation reſte dans ſon integrité
vitale & non alterée dans l'idée de ſon
Eſtre, fera en bonne part ce pourquoy Dieu l'a deſtinée. De ſorte que
ſi elle troubloit le cerveau avant la
préparation, elle n'ira plus que pour
le fortifier & raffermir ſes facultez.

Ce ſont des experiences deſquelles
je puis parler comme Maître : puis
qu'aprés avoir préparé des Plantes les
plus veneneuſes ; leſquelles à cauſe

de cela ne font d'aucun ufage dans la Medecine ; j'en ay pris le premier moy-même fans en avoir fenti aucune alteration:quoy qu'ayant feulement touché de la langue à quelques-unes non preparées, j'ay penfé en être empoifonné.

Nota.

La fermentatio eft la voie feu re pour tircr l'eflence medecinale des Simples veneneux. Ce n'eft pas une médiocre avance que je procure aux gens de l'Art de leur enfeigner que la fermentation eft la voye feure pour mettre en ufage & à bon ufage des Eftres qu'on ne regardoit que comme les peftes de la Nature, au lieu que comme dit Vanhelmont,c'eft où font renfermées les marque de l'amour de Dieu.

Opium veneneux. On fçait avec quelles inquietudes, par exemple, on propofe de donner l'Opium ; on n'eft que trop informé des malheurs qui en font arrivez. Souvent aprés les préparations les plus feures de la Pharmacie ordinaire, un feul grain peut avoir fait perir des malades : s'il eft ainfi, y a-t'il un venin plus prefent & plus concentré ? Il patoît donc que cette correction ou preparation n'eft pas la meilleure, & qu'elle eft trompeufe, parce qu'elle

n'eſt pas fondée ſur une veritable Phyſique ; laquelle ne regarde les Eſtres
que dans leurs principes ſeminaux,
d'où fluent toutes leurs proprietez.
Cependant y a-t'il un remede dans la
nature des Simples, qui ait une vertu
ſi noble, ſi familiere, & ſi ſeure que
l'Opium quand il eſt fermenté ? Pour
lors on voit le ſuccez qu'on en peut
attendre dans des diſpoſitions qui paroiſſent ſouvent ſi oppoſées, qu'on di-
roit qu'il y auroit une intelligence
dans ce remede, pour faire ce qu'il
faut ; quoique tantôt il faille faire ce
qu'il faudra tantôt empêcher.

C'eſt ce qui a fait dire à pluſieurs
des plus habiles Medecins, que s'il
n'y avoit point d'Opium, ils ne voudroient pas faire la Medecine. En
effet, il s'applique utilement preſque
par tout, quand on en ſçait faire un
bon uſage ; parce que quand la Nature peut reprendre le calme dans une
maladie, on a fait plus de la moitié
du chemin, & ſouvent ſans aucun
autre remede elle fait ſeule ce qui
lui convient, & ce qu'un Medecin
ne pourroit jamais ny pronoſtiquer ny

comprendre, & encore moins procurer.

Or cette Nature ne fera jamais ces effets, si elle n'est, *fui juris*, & en tranquillité; elle ne peut s'y mettre d'elle-même, elle est trop agitée, elle est liée, elle est vaincuë. On applique sagement une doze convenable de Laudanum bien préparé, & à l'instant le calme vient comme par un miracle; la nature rentre en ses droits; les esprits qui étoient troublez reprennent vigueur; on dort, on suë doucement, on ne souffre plus de douleur; c'est une espece de magie que produit un atôme, pour ainsi dire, souvent donné seul, ou quelquefois accompagné d'autres remedes appropriez. Hypocrates l'a ordonné si frequemment qu'il n'y a rien de si familier dans ses œuvres; aussi n'ay-je remarqué que trois seules circonstances où il ne fasse pas bien. La premiere & principale, c'est lors qu'il y a disposition à la Létargie. La seconde dans les maux Veneriens, qui ont un venin glacial & engourdissant; & la troisiéme quand il y a disposition d'Abcés.

CHAPITRE XII.

Experiences remarquables du Napel.

POur confirmer l'idée que j'ay de la fermentation & de l'effet qu'elle opere dans les Plantes jufqu'à éteindre & diffiper leur venin, fuivant ce qu'en dit fçavamment Vanhelmont, *omnia fimplicium venena prorfus filent, cum in entia prima redierent*, je fuis bien-aife de décrire l'experience que j'en ay faite. Son Alteffe feu Monfeigneur le Prince en fut étonné au feul recit que j'eus l'honneur de luy en faire dans quelques converfations qu'il me permit d'avoir avec luy. Je voulus donc éprouver fur moy-même l'effet du plus grand des Poifons qui fe trouve dans le regne végetable : c'eft le Napel ; voici l'Hiftoire. Des Herbiers difent, que fi on le tient feulement dans la main un tejns affez confidérable, il eft capable de tuer. J'en pris une poignée ; & peu de momens aprés, elle me caufa un fourmillement que je fentois gliffer du poignet dans le bras. Et comme il avoit déja avancé jusqu'au coude, je la jettay crainte que le venin n'allaft trop loin, & que je n'en fuffe plus le maître. Cet engourdiffement ne laiffa pas de s'étendre jufqu'à l'épaule, & ne paffa pas plus avant : Il me dura toute la journée fans aucune autre douleur ; je me fervis auffi-tôt de mon Effence de Viperes, de laquelle je donneray la compofition dans la fuite ; & le lendemain je ne fentis plus rien. Une autrefois, je pris une fleur de cette Plante, & l'ayant un peu mâchée avec les premieres dents j'y touchay avec la pointe de la langüe pour en obferver le goût, & pour voir fi cela feroit quelque effet approchant de ce qu'en dit Vanhelmont. Il dit qu'-ayant du bout de la langue goûté de la racine aprés l'avoir legerement pré-parée, il fe fentit toute la tête entre-prife fans avoir l'imagination offen-fée ; au contraire, il fe la fentoit com-me dégagée, & beaucoup plus capa-ble des fonctions intellectuelles qu'il ne l'avoit jamais euë : Je crus donc, que la fleur de cettePlante étoit une ef-

pece

pece de préparation & maturité naturelle, qui auroit une qualité moins
veneneuse que la racine dont Vanhelmont avoit goûté. Et comme je trouvois que le goût en étoit assez suave,
cela me donna un bon augure de sa
vertu intrinseque : un moment aprés,
je me sentis un fourmillement au bout
de la langue, qui m'obligea de cra-
cher pour arréter l'action du suc & de
la teinture qui agissoient si sensiblement. Ce fourmillement se glissoit
doucement, & il alla jusqu'à la racine
de la langue ; ce qui m'obligea de me
laver la bouche avec de l'Eau-de-vie.
Aussi-tôt aprés je me sentis la tête
entreprise & comme serrée d'un ban-
deau sans aucune douleur, & le cœur
saisi & comme lié sans aucune défaillance, & tous les membres demi en-
dormis. Cela me dura quelque tems ;
cependant je m'observois moy-même,
& je me sentois effectivement, comme
dit Vanhelmont, une liberté d'esprit
& d'intelligence beaucoup plus grande que je ne l'avois jamais eu, de
sorte que cette disposition ne m'étoit
point désagréable, sentant bien que je

H

n'en mourois point. Je compris par là
que l'action de cette Plante est d'a-
gir sur les organes de l'imagination ;
qu'elle la dégage de la matiere , &
qu'elle donne une liberté à l'esprit de
faire quelque chose de plus qu'il n'est
capable sous la masse du sang & de la
chair qui l'offusquent. Et que Vanhelmont n'a pas grand tort de dire , *est
etiam in plantis arbor scientiæ boni &
mali , & virtus dotalis continens sanæ
mentis redintegrationes.*

Aprés ces experiences , j'en ay fait
un autre sur la même Plante. J'ay tout
pris , racines , feüilles & fleurs ; j'en
ay pilé une hottée , je l'ay fait fermenter. J'y ay ensuite goûté ; j'ay bû une
cuillerée de ce vin , & il n'a fait aucune action engourdissante sur moy.
J'en ay distillé l'Eau-de-vie ; j'en avois
bien deux pintes rectifiées : elle me
servoit à boire les matins comme de
l'Eau de vie ordinaire , sans qu'elle
m'ait jamais fait aucun mauvais effet
sensible.

La fer-
menta-
tion est
un cor
rectif na.
Aprés toutes ces experiences & ces
épreuves , je ne crois pas que les plus
critiques Philosophes puissent trouver

à chicanner contre ce que j'ay étably
pour prouver que la fermentation est
un correctif naturel du venin & de la
violence des Simples & des Médicamens.

Je n'ignore pas qu'il y a une autre
maniere de reduire les Plantes dans
leur premier Estre, & d'une façon
tout-à-fait differente de la fermentation dont je parle, & que cette autre
methode les perfectionne encore plus
que celle-cy, mais c'est assez que j'aye
fait connoître la verité de ce que j'ay
avancé & le bon usage qu'on en peut
tirer ; en attendant qu'un autre en dise
davantage, si je ne le fais peut-être
moy-même avec le tems, selon la justice que le Public rendra au service que
je veux bien luy rendre aujourd'huy.

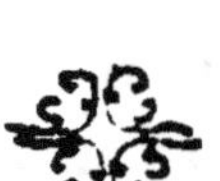

SECONDE PARTIE.

PRATIQUE.

CHAPITRE PREMIER.

Des Levains ou Fermens.

JE viens à la Pratique, & j'explique au naturel la methode dont je me sers.

Tous les Chimistes sçavent qu'il faut un levain pour faire une fermentation des matieres qui ne fermentent pas seules naturellement ; comme il en faut pour faire de la biere & pour faire lever la pâte. Mais quoique tout levain végetable, fasse fermenter un autre végetable, il y a cependant de la difference entre levain & levain. Il faut considerer que tout levain est une végetation de son espece ; & que par conséquent un levain peut alterer la

| Nota.

nature & l'essence d'une autre espece
avec laquelle il sera mêlé ; comme une
ante qui est confermentée avec le tronc
sur lequel elle est jointe, dont il vient
des fruits mixtes qui participent des
deux especes.

Nota.

Les Bergamotes d'Italie en font la
preuve. Elles ont la figure, la couleur
& l'odeur de la poire ; & quand on
les coupe, c'est le dedans d'une orange. Parce que l'orange & la poire étant
confermentées ensemble par l'ante-
ment ; leur végetation, qui est une fermentation réelle, est mixte & participe conséquemment des qualitez, des
vertus & des proprietez des deux especes.

*Berga-
motte
d'Italie.*

Je diray en passant que c'est la raison pour laquelle Dieu par Moïse a
deffendu dans l'ancienne Loy d'anter
les arbres; aussi bien que de semer dans
un même champ des semences mêlées,
parce que cela fait une corruption &
dégeneration des especes, qui symbo-
lise avec le peché originel & la corruption de la chair. C'est gâter & chan-
ger l'Idée du Créateur.

Nota.

Il faut donc dans la fermentation

que nous voulons faire, qu'il ny ait point de dégéneration; si on veut que la vertu du Simple ne soit point alterée, & qu'elle demeure dans son Estre pur & seminal naturel. Autrement elle ne produira pas l'effet qu'on en doit attendre. De même qu'un poirier sur lequel on a anté des pommes ne portera plus de poires; ou tout au moins ce sera un fruit monstrueux, comme j'ay dit des Bergamottes : Ou comme un Mulet qui n'est ny Asne ny Cheval, & qui n'a pas les proprietez simples & parfaites ny de l'un ny de l'autre; mais qui les a des deux confondus ensemble. Ce n'est plus ce que l'on cherche en tel cas & à telle fin dans la Medecine, où telle vertu est requise & non pas l'autre.

De cecy, il paroît que les levains de Boulanger, de biere, de vin & de cidre, ne nous sont pas propres pour faire des choses parfaites. Parce que ces Estres sont specifiez; & ont des vertus particulieres qu'ils communiquent à celuy que nous voulons fermenter. Il faut donc un levain general qui reçoive les vertus des especes,

& qui en soit déterminé sans les alterer de sa part : & qui étant ainsi déterminé par les Plantes particulieres avec lesquelles il est mêlé, en augmente & la vertu & la qualité tout ensemble.

Le Miel fait cet effet ; il est de cette nature, parce qu'il n'est qu'un esprit universel de l'air, tel que nous avons dépeint au commencement de ce Livre, lequel est corporifié avec la rosée qui tombe & qui s'attache sur les fleurs, les herbes, les feüilles, & autres sujets où les Abeilles le recüeillent sans en être totallement specifié. C'est un commencement de mixtion des Elemens superieurs avec les inferieurs du Ciel avec la terre ; qui dans leur intime & dans leur centre ne font qu'une même chose selon Hermés ; *quod superius idem est ac quod est inferius ad perpetuenda miracula rei unius.* Et cet Estre quoyque composé des Elemens n'a encore aucune specification parfaite, jusqu'à ce qu'il soit animé & engrossé par des semences particulieres. C'est donc un commencement de corporification & de coagu-

Levain general.

Miel. Levain universel végetal.

Nota.

Ce que c'est que le Miel.

lation des esprits de l'air & de l'eau
qui s'unissent dans la plus basse region
de l'air avec les Vapeurs de la terre;
lesquelles luy communiquent cette
premiere coagulation onctueuse, qui
sert d'aliment aux végetaux, & qui
leur donne le premier mouvement de
fecondité.

Vin &
Vinaigre
de Miel.
Nota.
Sels &
Teintu-
res.

C'est pourquoy Basile Valantin se
sert bien plus volontiers de vinaigre
de miel pour l'extraction de ses Sels,
& de l'Eau-de-vie de miel pour celle
des teintures, que du vinaigre & de
l'esprit de vin ordinaire. En effet le
miel est un esprit universel, non encore déterminé tout à fait au regne vege-
table. Lequel s'unissant avec les Plantes ou avec le Nitre corporel de la
terre labourable, produit la végeta-

Nota.

tion de ce genre, qui s'accommode à
tous les individus & à toutes les especes, sans les alterer ny les corrompre;
au contraire il les nourrit, les fortifie
& les anime.

Nota.

Miel.
Rosée.

De même dans une fermentation
artificielle, le Miel fait avec un Simple, ce qu'auroit fait la Rosée en terre
avec luy. Puisque le Miel n'est autre
chose

chose qu'une rosée épaisse & plus cuite que celle qui vole imperceptible-
ment dans l'air superieur.

CHAPITRE II.

Manipulation.

SUr ce principe je commence par
mettre du miel en fermentation,
comme quand on fait de l'Hydromel.
Pour cela je fais dissoudre du miel
dans de l'eau, un poids de miel sur
quatre d'eau ; & je tiens cette dissolution dans des vaisseaux, que je mets
dans une Etuve en Eté comme en Hyver, y entretenant le feu jour & nuit
avec un poësle ou fourneau qui est
au milieu de l'Etuve ; le degré de chaleur étant tel qu'on puisse demeurer
tant qu'on veut dans l'Etuve sans en
être incommodé. Aprés deux ou trois
jours sans avoir besoin d'aucun levain
étranger, la dissolution du miel se met
en mouvement ; & quand elle est en
bonne fermentation, c'est-à dire aprés
un jour de fermentation commencée ;

I

on ajoûte les herbes bien hachées &
bien pilées, un feau fur deux de diffolution de miel, & le tout bien broüillé enfemble, on le laiffe fermenter
jufqu'à ce que les herbes tombent au
fonds, fans plus s'élever aprés qu'on
les aura broüillées & enfoncées pour
la derniere fois.

Nota.

Il faut diftiler auffi tô que les matieres manquent à s'élever, autrement les efprits fe diffipe-roient, la fermentation étant finie.

Voilà en general la maniere de fermenter & préparer toutes les Plantes, herbes & racines; & particulierement celles qui ont des Souffres ou
Huiles & des Sels volatils, telles qu'-
elles puiffent être. Aprés laquelle fermentation il faut diftiller l'Eau-de-vie
avec un réfrigeratoire; comme fi on
diftilloit du vin, mettant toute la matiere dans l'alambic, fuc & marc. La
diftillation étant faite, on la rectifie,
plus ou moins, comme l'on veut; &
fi la fermentation a été bien faite, il
ne paroît point d'huile volatile ou effentielle dans la diftillation des Plantes Aromatiques, quoy qu'elles en
ayent en abondance; parce que le ferment a délié fon onctuofité; & l'a reduite en Eau-de-vie; laquelle eft une
veritable huile ou fouffre unie avec

Diftil-lation.

Rectifi-cation.

¿Nota.

Huile effentiel le.

*Eau-de-vie.
Nota.*

le Sel & le Mercure volatil de la plante : Car il est de fait que les trois principes sont réunis ensemble par l'action du ferment; de sorte que quoique
le Sel fixe avec les autres principes fi- *Sel fixe.*
xes restent aprés la distillation de l'Eau-
de-vie ; on en peut cependant faire de
belles choses sans y joindre le Sel fixe.
Mais aussi est-il vray que si on le vola- *Essence.*
tilise, & qu'on le réünisse à son Eau- *Nota.*
de-vie ou esprit, on en verra un bien
plus noble effet.

Cependant cette simple Eau-de-vie *Nota.*
doit être considerée aprés la rectifica- *Dissol-*
tion comme un dissolvant homogene *vant na-*
turel
& naturel de la Plante de son espece. *particu-*
De sorte que si vous mettez dans cette *lier.*
Eau-de-vie, des fleurs, des feüilles
ou tiges tendres, pilées ou non, à in-
fuser pendant quelques jours ; elle en
tire l'ame, le souffre, la teinture &
la vie. Laquelle peut suppléer, pour *Tein-*
la Medecine en quelque façon au Sel *ture.*
Nota.
volatilisé, quoique, comme j'ay dit,
la perfection ne soit pas si noble ny si
efficace.

CHAPITRE III.

Maniere de faire la veritable Eau de la Reine d'Hongrie.

VOilà la maniere dont doit être faite cette fameuse Eau de la Reine de Hongrie ; dans laquelle il ne doit point entrer d'esprit de vin de vigne ; mais seulement de l'esprit de vin de Romarin fermenté avec le miel ; qui multiplie la quantité & la vertu de la Plante sans alterer sa simplicité.

C'est le mistere que l'Inventeur a caché en ordonnant une simple infusion de fleurs de Romarin dans de l'esprit de vin ; il faut entendre de l'esprit de vin de Romarin, comme le veritable dissolvant naturel & homogene de ses fleurs propres, dont il tire l'essence qu'il s'unit intimement ; & d'une maniere bien plus parfaite que le simple esprit de vin ordinaire, qui n'est pas de la même espece, & qui par consequent en affoiblit la nature

specificative : Laquelle au contraire est
fortifiée par l'esprit de vin de la même
Plante qui fait la meilleure partie du
Remede.

C'est la même chose de la Sauge ,
de la Rhuë , la Lavande , l'Impera-
toire , l'Absynthe, Hysope ; enfin de
toutes les Plantes Aromatiques & de
celles qui abondent en Sel volatil ,
comme le Cresson , la Roquette , le
Becabunga , le Celery & toutes les
Plantes diuretiques. Leur vertu est
infiniment exaltée par la volatilisation
exuberée de leurs Sels ; & l'on en voit
des effets infiniment plus grands que
lors qu'on s'en sert ou toutes cruës
ou en décoctions & préparations ordinaires ; soit pour l'usage interieur ,
soit pour l'exterieur. Comme dans les
Rhumatismes, douleurs errantes, froideurs & engourdissemens des membres ; & enfin à tout ce qui est parti-
cularisé dans le livre de la quintessen-
ce de Raymond-Lulle & des autres
Auteurs ; avec cette particularité dans
l'usage exterieur que les essences font
beaucoup mieux si on y ajoûte le tiers
d'esprit de Sel armoniac.

Plantes Aromatiques. Sauge. Rhuë. Lavande. Absynthe. Hysope, &c Cresson. Roquette. Becabunga. Celeri, &c. Diuretiques. Rhumatismes. Douleurs errantes. Froideurs & engourdissemens. Nota. Exterieur. Esprit de Sel armoniac.

I iij

Pour ce qui eſt des herbes Cephaliques & Aromatiques comme le Romarin, la Sauge, la Rhuë & autres; ce
font des febrigues aſſurez, comme dit
Vanhelmont ; *funt diaphoretica inſi-*
gnia non nihil temperata , quæ menden-
tem fidelem numquam ludibrio exponent.

Pour les Ulceres putrides & pour
les Gangraines, auſſi-bien que pour les
contuſions tant profondes ſoient elles;
mon Eau de la Reyne de Hongrie fait
une eſpece de miracle , les étuvant
pluſieurs fois le jour un tems un peu
conſiderable , afin de faire penetrer
ſon action ; car toute la pourriture &
la gangraine tombe en vingt-quatre
heures, & les contuſions ſe diſſipent,
fans aller jamais à fupuration : on aura même peine à croire que le fang
extravaſé ſous le crâne, par quelque
coup ou quelque grande chûte ſe tien-
ne toûjours fluide , fans jamais ſe coaguler, & coule par le nez, par les yeux
& par les oreilles ; pourvû que dans
les premieres vingt-quatre heures a-
prés le coup ou la chûte, on s'en baf-
fine bien toute la tête , aprés s'être ra-
fé ; réïterant de deux en deux heures·

Febrifu-
ges.

Ulceres
putrides.
Gangrai-
nes.
Contu-
ſions.
Eau de
la R. de
H.

Huile eſ-
ſentielle
ou ethe
rée de
Roma-
rin avec
l'eſſence.

D'où l'on voit quelle résolution admirable ce Simple est capable de faire, même du sang coagulé dans une extravasion. Il est vray que l'Huile essentielle ou etherée de Romarin fait seule aussi le même effet ; mais encore bien mieux, si elle est dissoute poids égal dans l'essence tres-rectifiée. *Nota.*

C'est de cette même essence de Romarin ou veritable Eau de la Reine de Hongrie, dont le Roy voulut bien se servir & rendre témoignage du succez & du soulagement que Sa Majesté en reçût dans un Rhumatisme qui luy occupoit l'épaule & le bras, du tems qu'Elle nous fit l'honneur à mon confrere & à moy de nous établir au Louvre pour faire toutes ces experiences.

Mais comme dans les fiévres, il est toûjours tres-bon de temperer l'action de ces febrifuges, afin qu'un fievreux n'en soit pas trop échauffé : J'y mesle toûjours une dose de mon Laudanum qui est aussi de soy diaphoretique : & je ne donne point le Remede que sur le déclin de la fiévre ; aprés que la grande violence de la chaleur *Nota.*

& de l'accez est déja temperée. De
sorte que pour lors on voit une sueur
douce & moderée, accompagnée presque toûjours d'un doux sommeil ; qui
rafraichit le malade au de-là de ce
qu'on pouvoit croire. Si bien que l'on
ne voit guere de fiévres mêmes quartes, qui ne cessent au trois ou quatriéme accez : Et quand elles paroissent trop opiniâtres, j'y ajoûte pour
vehicule un demy verre de décoction
de Quinquina à chaque prise ; & pour
lors je n'en manque aucune, à moins
qu'il ne s'y rencontre quelque complication.

CHAPITRE IV.

Remedes pour les Vapeurs, les Menstruës
& les Accouchemens, &c.

POur les vapeurs des femmes les Plantes Cephaliques susdites & toutes les Hysteriques; comme la Melisse, la Matricaire, la Tanasie, l'Armoise, & sur toutes la Sabine, la petite Centaurée & la Rhuë : font une espece de miracle, de même pour procurer les regles suprimées, & pour faciliter l'accouchement & ses suites retenuës, ausquelles occasions on voit des succez assurez, que les saignées & les autres remedes usuels ne produisent quasi jamais : sur tout si on y ajoute un peu de mon essence de Canelle.

Melisse.
Rhuë,
Matricaire.
Armoise. Tanasie Sabine. Petite Centaurée.

Essence de Canelle.

Le Vehicule ordinaire dont je me sers, tant pour les Fiévres que pour les maladies des femmes ; c'est le vin aux personnes qui le peuvent prendre : & l'on ne doit pas craindre la chaleur de la Fiévre, car le Laudanum y pour-

Vin vehicule,

voit. Il est encore bon que l'on sçache que pour les vapeurs des femmes ces mêmes remedes hysteriques, soit accompagnez de Laudanum ou seuls, étant mêlez avec un peu d'eau commune, font un effet singulier, les appliquant interieurement par le bas, comme tous les Medecins sçavent sans l'expliquer davantage.

Il y a seulement cette distinction à faire que telle plante fait bien à une femme qui ne fait rien ou fort peu à une autre; ainsi il faut observer à chaque personne celle qui luy est plus convenable, Rhuë, Sauge, Romarin, Melisse, Matricaire, Armoise, &c. Mais la teinture du Succin tirée par l'Eau-de-vie rectifiée de ces Plantes rend leur vertu plus générale.

L'huile fœtide distilée du même Succin, tant prise par la bouche qu'appliquée par le bas en onction, fait souvent aussi de si grands effets, que j'ay vû des femmes & des filles totalement paralitiques depuis plusieurs mois, avoir été gueries par cette seule onction; parce que ce n'étoit qu'une paralisie uterine, à laquelle tous les

Remedes qu'on avoit faits, n'avoient
fervy qu'à rendre le mal plus grand.

Cette même huile fœtide diftillée
du Succin a une autre vertu tres- fin-
guliere : par laquelle j'ay fait fauver la
vie à plufieurs femmes, aufquelles
il étoit demeuré quelque partie du
Placenta aprés l'accouchement. L'onction de cette huile faite, *ad os inter-*
num uteri, en facilite doucement la
dilatation, même quelques jours aprés
l'accouchement ; & donne le moyen à
un habile Chirurgien d'en tirer tout
ce qui n'y doit pas refter & qui feroit
mortel.

Ce font des experiences que j'ay
fait faire plufieurs fois, & dont je fuis
garend : aufquelles j'en ajoute une derniere fur cet article des femmes, par
un remede qui tient de l'univerfel. Je
l'ay appris de Vanhelmont : C'eft du
fiel & du foye de Viperes ; ou au deffaut, de ceux d'Anguilles ; dont quelques dozes réïterées de la groffeur
d'une Aveline, en poudre, femblent
faire un petit miracle pour toutes fortes de vapeurs uterines. Mais leur
proprieté plus fpecifique, eft de faci-

Paralifie Uterine.
Huile fœtide de Succin,
Accouchement
Placenta.
Nota.

Vapeurs, Fiel & foye de Viperes, ou d'Anguilles.

Accouchemens

liter les accouchemens les plus fâcheux ; & d'en diminuer extraordinairement les douleurs avec la même doze prise au commencement du travail.

Vapeurs.
Nota.
Obser-
vation
impor-
tante.

Il est important de remarquer, que pour mieux distinguer quelles Plantes seront plus propres à telles ou telles personnes ; il faut sçavoir que ces Vapeurs ne viennent presque jamais qu'après quelque passion violente. Et selon le genre de la passion, il faut une espece particuliere de Plante : quoy qu'aprés la premiere insulte, toutes les autres passions excitent & reveillent le mouvement de la Vapeur.

Rhue.

Quand c'est la peur qui a donné le premier accez, la Rhuë en est le specifique, comme de tous les accidens qui en suivent, soit la Fiévre, ou tel autre qu'il soit. Pour le chagrin c'est la Sauge & la Melisse ; & ainsi des autres, qu'on trouvera marquez chez Vanhelmont au Chap. *de Conceptis*, où je renvoye le Lecteur pour ne pas repeter ce qui a été dit par un autre plus habile que moy.

J'ajouteray seulement une chose

qu'il n'a pas aſſez expliquée. *Secun-dina*, dit-il, *maſculi primogeniti* eſt un remede univerſel pour les Vapeurs des femmes ; mais il n'en dit pas la préparation : la voicy. Il faut la mettre en morceaux dans un matras à long col ; & l'ayant bien bouché avec du liege & du parchemin moüillé le tenir en digeſtion tant que toute la matiere ſoit reduite en eau ; comme il arrive infailliblement dans trente ou quarante jours. Quand tout eſt bien réſout, on le met dans une cucurbite au bain-marie avec ſon chapiteau & le récipient bien lutez ; & on diſtile juſqu'à ſec. Voilà le remede univerſel pour toutes les affections uterines : mais ſon plus rare effet & qui eſt d'autant plus eſtimable qu'on ne voit perſonne qui le ſçache, ou du moins qui le pratique ; c'eſt d'arréter à l'inſtant, comme par une operation magique, les douleurs & les tranchées que ſouffrent les femmes aprés leur accouchement.

L'on ſçait qu'excepté au premier enfant, toutes les femmes ſouffrent plus, ou du moins autant, que dans le tra-

Secundina. Sa préparation

Nota.

Paſſions hyſteriques.

Douleurs aprés l'accouchement.

vail même, & beaucoup plus long-
tems. L'on ne fçait pas fi perfonne
y cherche aucun remede, je le donne
de bon cœur au Public ; comme ceux
de l'huile de Succin & des fiels & foye
de Viperes, avec lefquels mis en ufage chacun convenablement, il ne fe
trouvera prefque point d'accouchement fâcheux. Cela prouve par occafion combien fe font trompez ceux
qui ont avancé que le fiel de Vipere
eft un des plus grands poifons. J'en
ay donné avec fuccez, & j'en ay pris
moy même le premier pour en fentir
l'effet, tant feparément que conjoin-
tement avec le foye. Mais qu'on faffe
reflexion & qu'on admire que ce dernier Remede, c'eft à dire l'arriere-faix
d'un mâle premier né, pris à la quantité d'une cuillerée, ou à peu prés, ne
fait aucun effet fenfible quel qu'on
puiffe s'imaginer ; finon que dans l'inftant ces douleurs cruelles ceffent fans
aucun autre mouvement ; & tout le
refte prend une conduite infiniment
plus feûre que la Nature n'auroit pû
faire fans ce fecours, qui procure en
même tems l'évacuation naturelle qui

doit fuivre les couches des femmes.

Qu'on juge de là quel empire a ce remede fur les mouvemens uterins ; & quel effet il doit par confequent faire en toutes fortes de Vapeurs & paffions hyfteriques. Il me fouvient d'avoir lû dans Platon, que les Sages-femmes de fon tems fçavoient arrêter les tranchées des femmes aprés leurs couches : Ce remede étoit perdu ; je le fais revivre aujourd'huy, quoy qu'en puiffe dire quelque mauvais raifonneur, qui foutiendra peut-être qu'il eft dangereux d'arrêter les mouvevemens de la Nature dans une conjonĉure fi délicate ; & qu'il pourroit en arriver de fâcheux accidens. Je luy répondray qu'il y a bien des manieres de gouverner la Nature & fes mouvemens ; & que celles qui ont pour caution des fuccez heureux fans aucun accident ny reproche doivent toujours être eftimées les meilleures. C'eft cette fcience qui diftingue le bon Naturalifte & le vray Medecin d'avec le Charlatan & l'Empirique.

Je diray de plus, qu'il n'eft pas abfolument neceffaire que ce foit l'ar-

riere-faix d'un mâle premier né ; j'en
ay vû le même effet d'un fecond né.
Cependant, comme j'ay une grande
foy pour l'Auteur, & qu'il y a de plus
quelques ra fons naturelles, qui femblent donner davantage de force au
premier né, je fuis d'opinion qu'il feroit encore mieux qu'un autre. L'accouchement du premier enfant, n'é-
tant fuivy d'aucune tranchées ; il eft
facile de comprendre, que ce remede
eft plus efficace pour procurer la pacification de l'uterure.

Cecy eft dit hors du Syftême de
la fermentation des Plantes, & à l'occafion feulement des paffions hyfteriques ; mais toûjours dans l'ordre du
plan de mon Livre : dont la fin eft de
décrire mes experiences par rapport
au fervice que je defire rendre au Public.

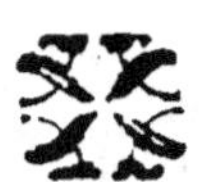

CHAP.

C H A P I T R E V.

Diſtinction de la Manipulation.

QUoyque la fermentation ſoit une
preparation generale pour toutes
les matieres vegetables ; il y a cependant toûjours un peu d'Art & de diſtinction ſelon les differens ſujets. Les
Gommes ont quelques choſes de raiſi-
neux difficile à diſſoudre dans l'eau,
qui pourroit embaraſſer un mediocre
Artiſte dans leur préparation. J'expliqueray ſur l'Opium la maniere qui
convient à toutes les autres ; comme
la Gomme Ammoniac , le Sagape-
num, la Scamonée, le Galbanum
& le reſte.

Je prend donc une livre d'Opium
que je frote fort dans une terrine de
graïs, où il y a trois livres d'eau commune ; continuant ainſi juſqu'à ce
que tout ſoit reduit en boüe ou limon avec l'eau , qui diſſoût en même
tems ce qui eſt diſſoluble. Et ayant mis
en fermentation dans mon Etuve trois

Gommes

Opium.

Fermen-
tation
des Gom-
mes.
Opium.
Sagape-
num.
Gomme
Ammo-
nia ,
Scamo-
née. Gal-
banum.

livres de Miel avec douze livres d'eau, je fais tiedir ce qui est dans ma terrine & le verse dans le vaisseau où est mon ferment (c'est un matras de verre à long col dont je me sers pour cela) & quoique ce qu'il y a de limonneux ne se dissolve pas d'abord ; cependant l'action du ferment le resout & le purifie avec le tems ; & cela excite un boüillon bien plus fort que ne feroit pas le Miel seul. Quand la fermentation est finie, je distile l'Eau-de-vie dans un refrigerant ; elle a l'odeur de l'Opium; & on s'en peut servir ainsi si l'on veut ; parce que la vertu annodine de l'Opium est dans son huile seule. Cette huile étant volatilisée & devenuë esprit inflammable toute la vertu y est concentrée & exaltée, non seulement par la maturité de cette operation fermentative & végetante ; mais encore, parce que cette Eau-de-vie a une subtilité que n'auroient pas des huiles grasses, qui ne penetrent pas la membrane de l'estomach. Outre que cet esprit est dégagé des crasses & matieres terrestres ; dans lesquelles consiste la malignité du venin aussi bien que dans la crudité. D'où il arrive que dix, quinze, vingt, quarante ou cinquante goutes de cette Eau-de-vie font un effet si doux & si seur qu'on n'en voit jamais arriver aucun accident : au lieu qu'on a souvent vû, comme j'ay cy-devant dit, qu'un seul grain même préparé à l'ordinaire a tué des malades. Et quoique je ne m'attache pas si scrupuleusement à le donner par poids ny par mesure; je n'en ay jamais vû aucun accident fâcheux.

On connoît même au poux du malade une difference si extraordinaire de celuy qu'on trouve à ceux qui ont prix le Laudanum vulgaire;qu'un Medecin fort experimenté ne croiroit pas qu'un malade eût pris rien de cette nature. D'autant plus que ce Laudanum ne cause pas necessairement le sommeil, puisque plusieurs qui en prennent ne dorment pas pour cela : quoi qu'ils ressentent les effets de fraicheur, de douceur & de tranquillité qu'on en doit attendre. De sorte, que si l'on dort ; c'est plûtôt par un besoin de nature que par une détermination dominante du Remede. D'où l'on voit de quel fecours il eft dans la Medecine. Et je fuis feur que Meffieurs les Medecins qui voudront s'en fervir, m'en fçauront avec le tems auffi bon gré que leurs malades.

Je ne laiffe pourtant pas cette Eau-de-vie toute pure : mais pour la rendre *Lauda-* plus parfaite, je fais filtrer ce qui refte *num par-* dans l'Alambic ; & l'ayant évaporé *fait.* jufqu'à confiftance de Miel fort liqui-de , je mêle tout avec fon Eau-de-vie non rectifiée , afin que le flegme dif-folve le Sel & la teinture de ce réfidu ; aprés quoy je refiltre une feconde fois par le papier gris , & je garde ce mélange comme un Laudanum plus parfait ; parce que le Sel de l'Opium étant fudorifique , l'union avec fon Souffre volatil produit un médicament *Cor-* plus noble & plus excellent. Quand *diaux.* il eft à propos d'y ajouter un Cordial, *Elixir de* j'y mêle quelques goutes d'Elixir de *proprie-* proprieté, d'effence de Viperes , ou *té* *Effence* d'effence de Canelle préparée de la *de Vipe-* maniere fuivante, laquelle fervira *re & de* d'exemple pour tous les bois Aro-*Canelle.* matiques, qui ont une huile fpirituel-le & effentielle.

CHAPITRE VI.

Préparation des bois Aromatiques.

JE pile donc de la Canelle en poudre subtile, que je passe par le tamis : & j'en mets une livre sur quatre
de Miel en fermentation, comme j'ay
dit, avec douze livres d'eau : puis
quand je distile au refrigeratoire, il
ne vient point d'huile essentielle,
comme il en vient aux distillations
ordinaires de Canelle aprés avoir été
seule en maceration dans l'eau aussi
long-tems que dure la fermentation ;
mais toute cette huile passe en Eau-de-
vie tres-agréable & tres-suave au goût
& à l'odeur ; Laquelle je perfectionne encore en la rectifiant & la mettant aprés en infusion avec de nouvelle Canelle pulverisée grossierement ;
dont elle tire une teinture de Rubis
& un goût admirable.

Cette essence de Canelle n'a pas besoin d'éloges, les moins habiles sçavent que ce doit être un des plus excel-

Canelle.

Nota.

Les Hollandois en tirent ordinairement l'huile essentielle avant que de la débiter ; c'est pourquoy il faut tâcher d'en avoir qui n'ait point été alterée.

Eau de vie de canelle.

Teinture de canelle.

Essence de canelle cordial esto

lens cordiaux, Stomachiques & Cephaliques qu'il y ait dans les Simples ;
& un des plus efficaces Remedes pour

les grossesses & pour les accouchemens des femmes & leurs suites ; sur
tout quand elle est jointe à l'essence de

Rhuë ou de Melisse, comme j'ay dit
cy-dessus.

Mon Elixir de proprieté se fait de
la même maniere que la Canelle &
l'Opium, sinon, qu'il n'est pas besoin
de faire cette derniere infusion; parce qu'il est coloré de luy-même comme une teinture d'or, quand il est bien
rectifié & sans flegme, à cause de l'a-
bondance d'huile volatile que con-

tiennent le Saffran, la Mirre & l'Aloës
confermentez ensemble dont il est
composé. C'est dans cette huile volatile que consiste la vertu de ce grand
Remede ; dont la pénétration & l'action sont surprenantes dans les mala-

dies desesperées; principalement quand
on en donne une heure aprés avoir
donné l'Emetique, dans des Apoplexies ou des Léthargies, où il ne manque guere de faire revenir la parole &
le jugement. C'est encore une merveil-

le pour les femmes en couche ; pour les maladies du Sexe, pour les Fiévres lentes, malignes, pourprées & peſtilentielles, pour la petite Verolle & pluſieurs autres maux.

Il faut pourtant obſerver dans la préparation de cet Elixir fermenté, qu'il donne beaucoup d'huile volatile tres-piquante ; & qu'il faut continuer la diſtillation au refrigeratoire juſqu'à ce qu'il ne vienne plus de cette huile avec le flegme : Aprés quoy on rectifie le tout dans un vaiſſeau ſublunatoire à long col, & l'huile monte avec l'eſprit unis enſemble ; & le flegme demeure en bas, pourvû qu'on ne pouſſe pas trop le feu : Car ſi on fait paſſer du flegme, la rectification deviendra laiteuſe, & l'huile ſe ſeparera de ſon eſprit, lequel tombera au fond, & obligera l'Artiſte de faire une ſeconde rectification, toute ainſi que de l'eſſence de Vipere dont je vais parler.

Vero le. Fiévres lentes, malignes, pourprées & peſtillentielles, &c.

Nota.

CHAPITRE VII.

Préparation de l'Essence de Viperes, &c.

L'Essence de Viperes qui se fait par la même voye a fait assez de bruit dans le monde pour avoir excité des Curieux à en rechercher la préparation ; sans en avoir pû découvrir le mystere : Pour le bien comprendre, il faut se souvenir que j'ay dit, que la pourriture d'un Animal mort étoit une vraye fermentation, comme celle du bled dans la terre & celle du vin dans les tonneaux : Et il est à remarquer qu'il y a une si grande Analogie entre le ferment du levain des Boulangers & la pourriture *Nota.* d'un pus Animal, que le levain ordinaire agit sur la chair humaine de la même maniere qu'il fait sur de la pâte, lors qu'il y a quelque disposition de la part de la Nature. Aussi est-ce pour cela que le levain appliqué en cataplasme sur un Abcés qui veut pourrir,

est

eſt en des plus naturels agens qu'il y
ait, pour exciter ce mouvement, dans
lequel la matiere ſe reſout d'une réſolution Phyſique : par laquelle les Eſprits & les Sels volatils ſont dégagez
de la maſſe, comme l'Eau-de-vie l'eſt
des végetaux.

Mais il faut autant que l'on peut
empêcher dans cette préparation d'A-
nimaux qu'il n'y ait de mauvaiſe o-
deur, comme on a vû dans des Eſſences ingrates, qui ſuffoquoient au
lieu de vivifier. Cela vient d'un défaut de connoiſſance, en quoy j'ay
manqué le premier; car on ne ſçait
pas tout en un jour. Il faut donc obſerver que cette odeur ſi execrable ne
procede que d'un flegme impur &
trop crû, qui eſt dans toutes les chairs
des Animaux. Et comme il n'a pas encore été aſſez meury; il n'a pû arriver dans l'Animal à la perfection des
eſprits, qui en ſont le baume vital.
Et par conſequent, c'eſt un excrement
qu'il en faut ſeparer, avant que d'en
faire la préparation. Parce que ſi on
l'y laiſſe, il empeſtera toute l'eſſence
en ſe fermentant avec elle; dont il n'eſt

L

pas possible aprés de le défunir.

La méthode n'en est difficile ny pénible. Il n'y a qu'à faire secher les chairs des Animaux à feu tres-doux ou au Soleil, jusqu'à ce qu'ils puissent se mettre en poudre facile à passer par le tamis:pour lors on ne trouvera plus de mauvaise odeur dans l'Essence.

On me dira peut-être, que les meilleurs & les plus subtils esprits de l'Animal se perdront par la dessication, & consequemment qu'on gâtera son ouvrage. A quoy je répons que tous ceux qui ont distillé des Animaux, soit Viperes ou telles autres chairs que cé soit, ont bien vû par leur propre expérience, qu'il ne sort point d'esprits du tout jusqu'à ce qu'elles sentent assez le feu pour les brûler. Avant ce degré de chaleur, il ne sort que du flegme, qui a une odeur & un goût crû & désagréable. Cependant cette chaleur est beaucoup plus grande que celle dont nous disons qu'il faut se servir pour faire secher les chairs avant que de les préparer pour en tirer les essences. De sorte qu'on n'a rien à craindre sur ce sujet. Outre que l'on voit par experience qu'on n'a pas une moindre quantité d'Effence & de Sel volatil des chairs feches, que de celles qui ne le font pas. Je fçay ce que je dis, & je ne crains pas d'en avoir le démenty; car j'ay fait l'un & l'autre plus d'une fois. Et ce n'eft pas peu que je m'explique fi naturellement, fans m'en referver le myftere, & me donner de la diftinction pardeffus ceux qui voudront travailler aprés moy fur mes experiences; ainfi que plufieurs autres qui fe font refervez un tour de main pour fe rendre neceffaires & fe faire rechercher comme les Maîtres.

Il faut donc mettre trois ou quatre livres de poudre de Viperes, ou de telle chair qu'on voudra, qui foit bien feche; avec trois fois autant pefant de Miel qui foit en bonne fermentation dans l'Etuve; & laiffer agir jufqu'à la fin du boüillon. Quand il eft fini, il faut diftiller, broüillant bien le limond qui fera au fond, comme du pus avant que de le mettre dans le vaiffeau diftillatoire; lequel ne doit pas être de métail quoy qu'étamé, par- *Nota.*

ce que ces efprits diffoudent l'Etain
& le Cuivre, qui gâtent tout. Mais
il faut faire cette operation dans des
vaiffeaux de verre à long col de deux
pieds de haut s'il fe peut. Et ayant tres-
bien luté le chapiteau & le recipient,
diftiller à feu de fable tant que la matiere boüille dans le vaiffeau ; lequel
ne doit être remply que jufqu'au tiers
à caufe du gonflement. On verra contre l'ordinaire de la diftillation de toutes les chairs, que les Efprits & les Sels
volatils monteront les premiers &
Nota. avant le flegme. Ces Efprits font d'u-
ne pénétration fi grande, qu'on a peine à empêcher qu'ils ne percent le lut
de la jonction des vaiffeaux. C'eft-là
où l'adreffe & la patience font également neceffaires.

Quand tout l'Efprit & le Sel volatil eft diftillé, on évapore jufqu'à fec
dans des terrines à feu leger, ce qui
refte au fond de l'allambic : puis on
le diftille dans une cornuë à feu de
reverbere par degrez, pour avoir de
nouveau Sel volatil, & une huile noire
& piquante ; lefquels on rectific deux
ou trois fois fur le *Caput mortuum*

pulverifé pour les purifier l'un & l'autre de leur terre & de leur puanteur.
Il eft même neceffaire de les faire encore diftiller à feu de fable, avec des
cendres lavées & deffalées, bien feches & empâtées avec lefdits Sel, Huile & Efprit puant, jufqu'à ce qu'ils
foient bien purs.

Pour lors il faut tout mêler enfemble avec l'Huile ; tant les premiers Efprits & Sels volatils que les derniers ;
& rediftiller tout ce mélange dans un
fublimatoire à long col, où l'on aura
mis quelques pintes d'eau commune
pour retenir le refte des mauvaifes
odeurs, pendant que les Efprits paffe-
ront bien dépurez : obfervant la diftillation, fi tôt que les Sels font diffous dans le chapiteau, pour voir fi   *Nota.*
les Efprits font encore affez forts ; afin
de n'y pas mêler de flegme : Et vous
aurez une effence, dans laquelle l'Huile eft unie avec les Sels & les Efprits
par une homogeneité des principes ;
fa couleur eft d'un beau jaune, comme
fi c'étoit une teinture d'or, fans qu'il
y ait aucun goût, odeur ny apparence
d'Eau-de-vie ny de miel ; parce que le

Miel par les raiſons que nous avons
cy-deſſus expliquées de l'univerſalité
de ſa nature ſe fait tout avec toutes
choſes dans la fermentation ; principalement avec les Viperes, qui ne ſont
nourries que du Miel ou de la roſée,
qu'ils lêchent ſur les herbes. C'eſt
pour cela qu'on en conſerve en vie des
années : ſans qu'ils ſe nourriſſent d'autre choſe que de l'eſprit de l'air.

Il faut de la patience pour faire cette
belle operation, & je ne croy pas qu'un
Artiſte qui connoîtra la Nature puiſſe
s'empêcher d'avoüer que cette Eſſence faite comme je l'ay décrite, ne ſoit
quelque choſe de rare & digne d'ê-
tre recherché, tant pour conſerver la
ſanté & la vie, que pour rétablir des
vieillards & des malades languiſſans ;
elle fait encore mieux que l'Elixir de
proprieté dans les Apoplexies, aprés
qu'on a donné le vin Emetique. Car
ſi dans une heure on donne une bonne doſe de cette Eſſence de Viperes on
voit un merveilleux effet pour aider
à vomir aiſément & avec un ſuccez
tres-heureux, redonnant la connoiſſance & la parole ſans permettre que l'E-

Nota.

Vertus & proprietez de l'Eſſence de Viperes.

metique demeure inefficace, comme
il arrive tres-souvent. Au contraire cette Essence en fortifie la vertu, & en
assure le succez ; ce qui est d'une consideration tres-importante. L'experience en est fameuse par l'heureux
succez que l'on en a vû autrefois en la
personne de Monseigneur le Duc de
Chartres, Madame presente. Ce Prince âgé de quatre ans seulement, malade a l'extrémité, avoit pris de l'Emetique, & ne l'avoit pas encore rendu
neuf heures aprés ; les convulsions ordinaires arriverent ; il perdit la parole,
le poux & la respiration ; il fut enfin
déclaré mort. Cependant son Altesse
Royale Madame, nous ayant fait l'honneur de nous appeller, (c'étoit du
tems que le Roy nous avoit fait celuy
de nous mettre au Louvre mon confrere & moy.) Nous n'eûmes pas plûtôt fait couler dans l'estomach de ce
jeune Prince une doze de cette Essence (laquelle je n'avois pas encore même portée au degré de perfection que
je la donne aujourd'huy) que cet enfant ouvrit les yeux, respira, pleura,
parla ; rendit enfin l'Emetique heu-

reufement & fe trouva guery. Quelque tems aprés pareille chofe nous
arriva à Rome en la perfonne de Monfeigneur le Cardinal Caraffe. Il étoit
tombé en Apoplexie, & avoit pris l'E-
metique fans pouvoir le rendre aprés
quelques heures de convulfions, &
toutes les fâcheufes fuites qui les ac-
compagnent dans ces fortes de maladies, on nous appella, nous luy don-
nâmes de cette Effence de Viperes en
prefence de plus de trente Cardinaux
& Prélats, qui furent témoins ocu-
laires comme il rendit l'Emetique, re-
couvra la parole & le jugement & reçût fes Sacremens. Le Pape en ayant
été informé, Sa Sainteté me fit l'honneur de m'en congratuler, & de me
commander de voir d'autres malades
qu'elle aff. Ctionnoit & qui luy étoient
chers. Ces experiences fuffifent pour
ne pas fatiguer le Lecteur d'une infinité d'autres, tant pour cette Effence
que pour toutes les autres que je donne au Public, comme infignes, chacune en fon genre.

Mais on n'a gueres vû d'Effence de
cette forte. J'ay moy-même travaillé

bien des années, avant que de la porter au degré d'une si haute perfection,
ceux qui ont travaillé sçavent combien
il est difficile d'unir les Huiles avec   *Note.*
les Sels. On ne manquera peut-être
pas de Critiques qui nous diront presentement que cela est facile ; mais on
les regardera comme des chicanneurs,
jusqu'à ce qu'ils nous ayent fait voir
une maniere d'y réüssir de leur invention. Celle de Silvius n'est pas sans
comparaison si parfaite que celle-cy,
l'on en peut juger par les principes de
Physique cy-dessus établis ; dont Silvius qui a été un tres-habile homme
ne disconviendroit pas luy-même. Par-   *Note.*
ce que sans considerer l'Huile de la seconde distillation, il y en a déja une autre plus volatile unie par la fermentation avec le Sel & les Esprits volatils
de la premiere distillation, qui a passé
avant le flegme. Ainsi je ne mêle pas
cette seconde Huile plus fixe, pour
rendre mon essence huileuse, puisqu'elle l'est déja sans elle ; mais c'est afin de
mêler le ciel avec la terre ; le fixe avec
le volatil, & pour faire dans cette Essence la mixtion de tous les Elemens ;

Nota.

car il faut remarquer, que si j'appelle
fixes cette Huile & ce Sel qui ont
diſtillé enſemble par la cornuë, quoy
qu'ils ſoient volatils, comme le Sel
ordinaire de Vipere, ce n'eſt que par
comparaiſon & pour les diſtinguer des
autres qui ont paſſé devant le flegme
déja tous mêlez enſemble.

Obſervation curieuſe & utile.

Nota.

Deux ſortes de Sels volatils, d'huiles & d'Eſprit dans les Animaux.

Ce n'eſt pas un petit myſtere de la
fermentation qu'elle faſſe la ſéparation
manifeſte des Elemens ; & qu'elle
mette en évidence les differentes proprietez de ce qui eſt contenu dans les
mixtes ; qu'on ne pourroit jamais diftinguer ſans cette operation. Car qui
croiroit qu'il y a dans les Animaux
deux ſortes de Sels volatils, deux ſortes d'Huiles & deux ſortes d'Eprits.
Enfin connoît-on dans la Nature ſans
parler de l'Alkaeſt, un autre moyen
que la fermentation pour les ſeparer
& faire paroître diſtinctement l'un
ſans l'autre : Leſquels cependant étant
ſeparez par un inſtrument ſi connatu-
rel, on ne peut s'empêcher d'être con-
vaincus, que c'eſt une anatomie bien
exacte ; & une ſorte de purification &
de ſeparation du pur de l'impur, la

plus excellente qu'on puiſſe trouver
dans tout l'Art de la Chimie ; & par
conſequent il faut avoüer que la réü-
nion de ces principes ainſi purifiez & *Nota.*
anatomiſez doit faire une perfection *Eſſen-*
d'Eſſence incomparable à toute au- *ce parfai-*
tre. *te.*

C'eſt ce Soleil Celeſte , & ce Soleil
Terreſtre , dont parle le Coſmopolite ,
qui ſe trouve dans les trois Regnes
ſublunaires ; dont les rayons réünis
enſemble font le miracle de l'unité
dans une ſimple eſſence formée des
trois principes doubles ; *Radii radiis
junguntur* , dit-il , *ad perpetranda miracula rei unus* , dit Hermes. Cela ſe *Nota.*
doit entendre de la même maniere
dans le regne mineral & métallique ;
car Hermes & le Coſmopolite ont parlé en general de tous les trois genres ,
comme il eſt diſtinctement particula-
riſé dans la table d'Emeraude. *Habes
tres partes Philoſophia & thelesmon totius mundi.*

C'eſt icy le même que dans le grand
ouvrage , dont les Philoſophes ont
tant écrit ; qu'ils diſent être compoſé
de mâle & de femelle , de ſuperieur

& d'inferieur, dont l'inferieur est leur
Mercure composé dans sa simplicité
d'un Sel, d'un Souffre & d'un Mercure:
Et le superieur est leur Souffre aussi
composé de sa part d'un Sel, d'un
Souffre & d'un Mercure. C'est de même, dis-je icy, où l'on voit l'inferieur
ou la femelle, qui est le mélange du Sel,
de l'Huile & de l'Esprit moins subtils ;
& le superieur ou le mâle , qui a aussi
de sa part sa composition de Sel, d'Huile & d'Esprit, lesquels sont incomplets
& imparfaits l'un sans l'autre.

C'est pourquoy il faut les réünir &
marier ensemble ; comme le Mercure
& le Souffre des Philosophes, qui sor-
tent d'une même racine ; & pour lors
on a une Essence complette, entiere &
parfaite pour le soutien & la prolongation de la vie.

Il est aisé de juger que le vin de
Raymond-Lulle, dont il parle en tant
d'endroits, n'est pas une chose éloignée de cecy. Car on sçait que le vin
de vigne n'est ni animal ni mineral ;
& qu'il faut entendre par ce mot (*vinum*) une action vineuse de chaque
reigne, qui fait son Eau-de-vie & son

En quoy consiste l'Essence parfaite.
Nota.

Nota.

Tartre à sa mode ; lequel il faut unir par la volatilisation. C'est ce que nous trouvons par experience dans cette operation sur les Animaux. Lesquels étant corrompus d'une corruption fermentative, naturelle & non cadaverisante, donne avant le flegme des Esprits & des Sels volatils, qui sont l'Eau-de-vie de ce genre, & les veritables Esprits vitaux ; & d'autres aprés le flegme qui sont le Tartre ou le Sel fixe volatilisé.

Le même Raimond-Lulle a assez indiqué cette operation dans son livre des Experiences ; où il parle du sang humain & de l'urine putrefiée, dont il tire un Sel volatil, avec lequel il anime son Eau-de-vie : ce qu'il faut entendre, *non secundum syllabas, sed secundum sensum*, dit le Cosmopolite.

C'étoit sur ce même raisonnement que pour le genre mineral, j'avois autrefois eu l'idée de la préparation des Sels & du Vitriol dont j'ay parlé. Et quoique ce ne soit pas encore cela que les Philosophes entendent pour la Metallique, on peut pourtant avoüer

que cette idée n’eſt point du tout dé-
raiſonnable : & que c’eſt une grande
perfeſtion & députation de ces ſortes
d’Etres, au delà de celles qui en ſont
écrites dans les livres vulgaires que
nous avons entre les mains.

On peut ainſi que les Viperes preparer toute autre ſorte d’Animaux, &
en tirer les Eſſences parfaites. Ce ſeroient des Alimens tous ſpiritueux
d’une digeſtion anticipée, qui non-ſeulement ſuppléeroient à la foibleſſe de
l’eſtomach ; mais encore qui l’anime-
roient avec les autres alimens ordinaires pour faire plus utilement & plus
parfaitement les fonſtions qui luy ſont
interdites par la vieilleſſe ou par les
maladies. Et ce ne ſeroit pas un médiocre ſecours pour le ſoutien des In-
firmes & de Vieillards : parce qu’il y
a la même difference entre ces eſſences & les chairs dont elles ſont tirées,
que l’on voit entre le vin & le raiſin :
puiſque comme nous l’avons montré,

ces Eſſences ſont proprement un vray
vin animal de la nature de nos Eſprits vitaux.

CHAPITRE VIII.

Sentiment de Vanhelmont touchant la Fermentation.

MAis pour revenir à la preparation des Plantes par la fermentation, & pour faire voir que je ne parle point de ma tête ; quoique je ne me plaise gueres à rapporter des citations : Je suis bien-aise de faire ici comme un extrait en François de ce que Vanhelmont nous a enseigné de cette doctrine dans son Traité qu'il appelle *Pharmacopolium ac dispensatorium modernorum.* Jamais Auteur n'a eu plus de credit parmy les habiles gens. Car enfin on n'a encore vû aucun livre de ce genre, dont on ait fait cinq Editions en moins de quarante ans. Il n'y a quasi point de Medecins qui ne l'ait lû, quoy qu'on mette si peu en usage ce qu'il nous a laissé de tres praticable, & de si autorisé par la science. On ne s'attache qu'aux Enigmes des grands arcanes de cet Auteur, qui paroissent impénétrables ; & cela fait négliger ce qu'il enseigne de facile & d'usité. J'avoüe que ce que j'écris je l'ay pris dans son Livre, & je le tiens de sa Doctrine. Mais elle m'a été renduë beaucoup plus claire & comme familiere par le secours du travail & des experiences que j'ay faites depuis plus de vingt-cinq ans. C'est autant d'épargné pour ceux qui n'ont pas travaillé; & je suis persuadé, que ceux qui ont lû dans les fourneaux autant que moy ne fronderon pas tant Vanhelmont, que ceux qui n'ont qu'une lecture superficielle sans experience. Leurs démonstrations Mathematiques qui ne font ici d'aucun poids ne leur donnent que de mauvais préjugez, fondez sur un Systême diametralement opposé à celuy de tous les anciens Maîtres de la belle Physique experimentale, qui ont joint la pratique à la science : Moïses, Hermes, Gebert, Hypocrate, Platon, &c. Et entre les Modernes Raymon-Lulle, Basile, Valantin, Rupescissa, Paracelse, le Cosmopolite, nôtre Vanhelmont, & plusieurs autres reconnoissent, & sçavent mettre en évidence & en mouvement

vement le principe vital & végetatif des Estres les moins végetans, sans lequel il n'y a aucune perfection considérable à esperer dans la Nature.

C'est dans cette idée que l'Auteur fameux duquel je parle, a dit au Traité que j'ay cité parlant des Simples, que leur préparation ne demande pas seulement des pulverisations, & des décoctions familieres aux Apoticaires; mais toute la science de la Chimie. Il ne faut donc pas s'étonner, poursuit-il, si la science des Simples est demeurée déserte. C'est pour reparer cette grande négligence des hommes, qu'il a plû au Tout-Puissant de susciter des Chimistes capables de méditer avec raison les moyens de faire la transmutation, la maturité, la teinture & la perfection des Estres; comme une chose sur toutes necessaire. L'Auteur ajoûte: C'est pourquoy ils ont tenté de préparer les Remedes de telles maniere, que par leur pureté, leur simplicité & leur subtilité, qui les rendent simboliques avec nos esprits, ils puissent avoir entrée avec les principes de nôtre vie; afin que s'ils ne pé-

M.

nétroient pas jufqu'à fe mêler avec nos principes conftitutifs , du moins, ils y expriment leur vertu en réveillant nos puiffances ; parce que la nature reconnoît non feulement les actions des agens , qui paffent fous l'autorité , & prennent le caractere des patiens , comme font les alimens, qui en agiffant fur nous font changez en nous mêmes ; mais elle reconnoît encore dans les médicamens une autre autorité d'agent bien plus confiderable ; qui n'eft qu'une communication & une caracterifation de la vertu naturelle du Remede fur le principe de la vie , en confequence des préparations , que l'Art a faites de ce qu'il y avoit d'alterable , d'impur & violent. Et cette fuperiorité eft telle que ces agens ne fouffrent rien de leurs patiens , ny n'en font point alterez par aucune réaction : C'eft pourquoy quelques Remedes ainfi préparez font , quoique foudainement & comme infenfiblement des effets fi agréables fur nos puiffances vitales , qu'ils nous rendent par là certains que c'eft pour cela que Dieu les a fait naître. D'autres enfin étant

Diffe-rence des alimens & des médica-mens.

Nota.

Nota.

dégagez des liens qui les tenoient embaraſſez, ſont portez à des degrez de perfection plus haute ; & ayant acquis la liberté & l'autorité de leurs puiſſances, ils conſolent nôtre nature affligée, & la relevent de ſon accablement, de la même maniere que les mortiferes Aconits en détruiſent les forces.

Aprés quoy Vanhelmont ſe récrie en ces termes : Mais l'erreur des Ecoles vient de ce qu'elles n'ont point penſé à fermenter les plantes ; ſans quoy la ſeparation de ce qu'il y a de bon & d'excellent n'eſt pas poſſible. Car j'ay ſçû aprés pluſieurs travaux & aprés pluſieurs dépenſes, que les matieres des Remedes étant élevées à une dignité plus noble par la préparation, montent à un degré de perfection, de liberté, de ſubtilité & de pureté qui ſurpaſſe infiniment toutes les décoctions, tous les ſirops & tous les électuaires de la Pharmacie : parce que l'on les donne ſans avoir fait la ſeparation du pur & de l'impur ; & ſans avoir délié les vertus qui ſont clauſes, ſans qu'elles ayent aucune racine ny participation de vie ny de vitalité ; ſans

aucune correction des défauts, des cru-
ditez, des excrémens & des venins ;
dont nôtre nature ne peut supporter
les activitez qu'avec beaucoup d'alteration. Il faut donc par un travail an-
ticipé, & par un soin assidu épargner à
l'estomach languissant la fatigue de
cette digestion ; si on veut que le Remede réponde agréablement au succez
qu'on en doit attendre.

Ensuite parlant des Venins, il dit :
J'adore en toutes manieres l'immensité
de la clemence du Créateur. Il n'a pas
eu dessein que les venins fussent venins pour nous être nuisibles; Dieu n'a
point fait la mort ny aucun médicament exterminateur sur la terre. Mais
il a fait les venins pour être par nous
convertis avec un peu d'art & d'étude en des gages insignes de son amour;
& pour servir aux hommes avec usu-
re contre la violence des maladies fu-
tures. Il y a dans ces venins un secours
secret, que les Simples plus benins &
plus familiers nous refusent; c'est pour-
quoi ces poisons horribles sont reser-
vez pour les plus grands & les plus
heroïques usages de la Medecine. De

Les ve-
nins con-
tiennent
les plus
grands
Reme-
des.

là vient, que les bêtes ne les mangent
point ;. soit qu'elles connoissent le venin qui se manifeste par l'odeur & par
le goût ; soit que quelque esprit gouverneur des bêtes conserve ces poisons pour de plus grands usages ; parce qu'ils possedent les plus nobles vertus. Il suffit au moins, que les bêtes
nous gardent & laissent les plus excellens Remedes, comme par un man-
dement du Tres-Haut qui a plus de
soin de nous que des brutes. Et puis,
parlant de la préparation, il ajoûte :
Pour moy voulant d'un esprit pater-
nel corriger la fureur violente qu'il y
a dans les Médicamens, je conçois que
leurs vertus & leurs forces primiti- *Nota.*
ves doivent rester, & être introver-
ties dans leur principe;ou qu'elles doivent être transmuées avec la conservation de leur simplicité,en d'autres vertus qui sont secrettement cachées sous
la garde du venin, ou qui sont nouvellement acquises par l'accroissement
de leur perfection. Comme la Colo- *Colo-
quintre introvertit sa vertu laxative quinte.
& pourrissante pendant qu'il part de Maladies
son centre une vertu resolutive & dou- croniques,*

ce, qui est un tres-excellent remede contre les maladies croniques. Paracelse l'a pratiqué avec applaudissement par sa teinture rouge d'Antimoine; mais il a caché, ou il n'a pas sçû que la même chose se pratiquoit sur tous les venins des végetaux & des Animaux par le moyen de son Sel circulé, parce que tout leur venin est éteint, lors qu'ils sont retournez en leur premier être.

Il ne faut donc pas mutiler ny mortifier les Simples, qui sont doüez de ces grandes puissances; mais il faut les rendre meilleurs par l'Art, en mettant au dehors ce qu'il y avoit de caché; soit en supprimant leur venenosité, ou en substituant une vertu pour l'autre par des Specifiques imperatifs & victorieux.

Je parle icy à ceux ausquels Dieu n'a pas encore fait la grace de gouter la puissance du grand Circulé. Il y a quelques-uns de ces Remedes qui aprés avoir déposé leur ferocité s'adoucissent par des mélanges & deviennent neutres par la confermentation des vertus qui participent de cette

mixtion. Cela eſt bien éloigné des
receptes qu'on trouve dans les diſpen-
ſaires des boutiques, qui ne nous donnent aucune mélioration ny correction, mais ſeulement une pure extinction de la vertu des Simples : parce
que leur correction des Remedes n'eſt
qu'une charge inutile de drogues, qui
détruit tout au moins la vertu du médicament, ſi elle ne détruit pas encore
les malades.

Les Ecoles ont bien appris des Philoſophes qu'il y a des vertus excellentes dans les Simples; auſquels Dieu
a commis pour gardiens des venins
mal-faiſans. Mais leurs corrections ne
modérent point leur violence; au contraire elles détruiſent lèurs vertus.
Comme donc les venins ont une acti- *Nota*
vité fermentative tres-prompte. Il
falloit travailler de telle maniere que
l'on conſervât la force & l'activité
prompte de ces Remedes; & les diriger par les antemens & par les fermentations de l'Art aux neceſſitez des
maladies croniques; dont les cauſes
ſont profondes & non ſuperficielles.
De ſorte qu'il n'y a que cette ſeule cho-

se à faire ; sçavoir de surmonter cette grande violence, & vaincre la communication fermentative ; ce qui se fait comme a dit cet Auteur, indépendamment de son Alkaest, par l'art d'une fermentation triviale ; *Error Scolarum fuit, succos, herbarum cum suo parenchimate, fermento prius non subigere, antequam optimarum partium selectio sit possibilis.* Aprés quoy on ne peut pas dire que ce grand homme ne nous ait rien étably en se déchaînant, comme il a fait contre la Doctrine courante de l'Ecole.

Tout ce que j'ay dit cy-devant de l'Opium pourroit suffire & servir de preuve à cette belle & grande digression de Vanhelmont touchant la correction des venins. J'ajouteray encore l'exemple de l'Helebore, dont Hypocrate faisoit un si grand usage ; & qui pour sa grande violence fait peur à la plûpart des Medecins de ce tems. Ce Simple philosophiquement preparé selon nôtre méthode, devient non seulement benin, mais un puissant Rememe contre les maladies, qu'on appelle aujourd'huy vapeurs de rate & d'ypocondres, ,,

La fermentatiõ est la voye naturelle de la correction des venins. Nota.

Helebore, vapeurs de rate & d'hipocondres, vertiges ; manies, & autres pssions du cerveau. Nota.

pocondres, vertiges, manies & autres
qui alterent les facultez du cerveau.
La maniere d'en uſer eſt de diſſoudre
l'électuaire dans ſa propre Eau de-vie,
comme nous avons cy-devant expliqué ; & d'en prendre à jeun quelques
cuillerées pluſieurs jours de ſuite, ſelon la prudence du Medecin & l'état
du Malade.

Nota. C'eſt-à-dire l'Électuaire fait du reſidu de la diſtillation aprés la fermentation, ainſi qu'il a été remarqué dans la Préface de ce livre.

CHAPITRE IX.

*Que les Eaux - de - vie ſont de la na-
ture des Plantes dont elles
ſont tirées.*

J'Attens icy qu'on ſe récrie contre la
méthode, que j'explique ; & qu'on
diſe trop legerement que la fermentation produit de l'Eau-de-vie qui eſt
remplie de chaleur, & par conſequent,
que tous les Remedes ſeroient chauds,
& mettroient le feu au corps de tous
les malades. Mais je ſupplie ceux qui
voudront ſe donner la peine de lire
ce que j'écris de faire une réflexion ſe-
rieuſe ; que ces Eaux-de-vies ſont de

Nota.

Opium.
Jufquia-
me, Man-
dra o-
res Sola-
nums.

la nature des Plantes dont elles font faites ; & que celles qui font produites de l'Opium, de la Jufquiame, des Mandragores, des Solanums, & autres herbes qui font fenfées mortelles par leur froid excedant, deviennent d'une fraîcheur temperée, benigne & naturelle. Et que c'eft en cela même que confifte la correction

Nota.

Philofophique & fcientifique de leur froideur ; laquelle cette Eau-de-vie communique par fon fymbole aux efprits échauffez & irritez avec lefquels elle a entrée. Au lieu que fans cette excellente préparation, qui délie les principes feminaux, & qui les fepare de leurs excremens, ces Remedes groffiers accablent l'eftomach languiffant, avant qu'il les ait mis en état de produire le bon effet, dont les plus fcrupuleux Medecins les ont toujours jugez capables.

Il ne faut donc pas fe récrier contre la chaleur des Eaux-de-vie & contre le fyftême de la fermentation pour la préparation des Remedes. Au contraire, c'eft un moyen tres-affuré pour

Nota.

avoir non feulement des rafraîchiffemens & des Remedes temperez qui manquent dans la Medecine ; mais auſſi des Remedes échauffans, qui ne ſont pas moins neceſſaires, ſelon les diſpoſitions des malades & des maladies.

Enfin ceux qui de ſoy ſont trop chauds, ſont corrigez par les froids, & les froids reciproquement par les chauds ; comme nous l'avons remarqué en general. *Per adjuncta miteſcunt, neutra fiunt, aſſumptis videlicet viribus participative.* Car comme dit l'Auteur, *quoties res ſingulæ non habent intentum adjunctiones ſubinde admitto, ſi res ſuo congreſſu acquirant, quod in ſingularitate non habent ; quod deinceps experimento docente confirmandum.* Je l'ay pratiqué mille fois en donnant des Eſſences d'herbes chaudes, comme de Romarin, de Sauge, de Rhuë & autres ſemblables, mêlées avec du Laudanum pour les Fiévres & autres maladies, où la tranſpiration & la ſueur me paroiſſoit convenable & indiquée par la Nature.

Nota.

Romarin. Sauge. Rhuë. Laudanum Fiévres. Tranſpiration. Sueur.

CHAPITRE X.

Invention & composition de l'Huile ou Baume tranquile.

A L'occasion de ce qui est remarqué par la citation de Vanhelmont, touchant le mélange & concours de plusieurs vertus, qui peuvent composer un bon Remede quand cela est fondé sur les principes de la science ; je suis bien-aise de donner encore au public une experience tresrare & tres-averée par les succez qui ont rendu le Remede fameux. C'est le Traité de la Pierre de Butler chez Vanhelmont, qui m'en a fourny l'idée ; quoique ce ne soit rien moins que cette Pierre.

J'ay donc compris en lisant ce Traité que la vertu de ce Remede potentiel, & comme magique, contenoit deux excellentes qualitez unies. La premiere est une vertu anodine, & pacifique, victorieuse ; qui par le seul attouchement imposoit & mettoit l'ordre naturel dans les principes de la vie, qui se trouvoient dans le déreglement de quelque maniere que ce pût être; & qui par une puissance & autorité superieure, mais amie & simbolique avec les Esprits seminaux , les remettoit dans la situation tranquile de leurs mouvemens reglez.

La seconde qualité que j'ay remarquée dans ce Remede, est une proprieté singuliere de purifier par une transpiration imperceptible les organes affligez. Laquelle supposoit necessairement la résolution parfaite des coagulations ou excremens, qui étoient la cause du moins occasionnelle des maladies, que le seul attouchement de cette Pierre guerissoit.

J'y remarquois de plus une grande & insigne pénétration du Remede; lequel souvent sans être appliqué par dedans faisoit si promptement des effets qui tiennent du miracle. D'où j'ay compris qu'il y avoit une affinité invincible entre les principes de la vie Nota & la matiere dont ce remede étoit composé.

Surquoy méditant en moy-même, je

N iij

me fuis mis dans l'efprit ce que j'ay déja dit ; que les poifons qui font les plus actifs (je ne prétens pas parler icy des corrofifs , qui n'agiffent qu'accidentellement & occafionnelle-ment ; mais de ceux qui operent par la fermentation de leur Etre feminal :) Les poifons , dis-je , ont de leur part une des principales conditions qui font requifes à ce Remede , la pénétration & le fymbole , d'où vient l'activité. **Nota.** De plus entre tous les venins fermen-tatifs , les plus prompts font les Ano-dins & Somniferes , & ceux qui ont action fur les facultez de nôtre ame ; comme font le Solanum furieux ou Maniaque , le Racemafum , la Juf-quiame & le Pavot , qui agiffent fur les Efprits Animaux & fur l'organe de la raifon même , qu'ils démontent. Dans mon raifonnement je jugeay que dans ces fortes de Plantes je trouvois deux des plus excellentes qualitez , dont devoit être doüé ce grand Reme-de ; fçavoir l'entrée ou confermenta-tion avec nos Efprits ; & le repos , la fraîcheur , le calme & une paix im-périeufe & fomnifere qu'ils portent avec eux. Il ne me falloit donc plus qu'une puiſſance reſolutive pour faire diſſiper les matieres morbifiques ; aprés laquelle j'aurois dequoy commander à la Nature & la remettre dans la tranquillité qui luy ſeroit convenable.

Je penſay auſſi-tôt aux Plantes Arromatiques qui ont cette vertu par excellence, outre la conſolation qu'elles portent dans la Nature par l'agrément de leur odeur, qui a encore quelque convenance avec nos Eſprits, & avec l'activité de la pénetration des venins. Ce qui me fit même augurer que cette ſeule odeur pénétrante étant confermentée avec l'Eſprit pénétratif du venin, il ſe corrigeroient l'un l'autre, & feroient un Eſtre neutre toûjours tres-actif, qui ſeroit capable de grands effets.

Sur ces raiſonnemens que j'avois communiquez à mon confrere ; nous mîmes la main à l'œuvre, & nous prîmes tout ce que nous pûmes trouver d'Anodins veneneux, de Cephaliques & d'herbes chaudes odorantes : Sçavoir les Solanums, Racemoſum & Fu-

N iiij

riofum ou Maniacum, la Jufquiame,
les têtes de Pavot, la Morelle, le Tabac, de chacun quatre poignées; le
Romarin, la Sauge, la Rhuë, l'Abfinte, l'Hyfope, la Lavande, le Thin,
la Tanafie, les fleurs de Sureau ou
d'Hyebles, le Millepertuis & la Perficaria, à caufe de la vertu conftellée
de ces deux derniers; de chacun une
poignée, le tout bien haché, bien pilé & bien mêlé. Aprés quoy nous mîmes boüillir de l'Huile d'Olives dans
un chaudron fur le feu; & l'Huile
étant tres-chaude comme pour frire,
nous y jettâmes par poignées du mélange de toutes ces herbes, nous fîmes boüillir jufqu'à ce qu'elles fuffent
bien riffolées & friables entre les
doigts. Pour lors nous les retirâmes
avec une écumoire pour les mettre égoûter, afin de ne rien perdre. Nous
remîmes d'autres herbes, comme la
premiere fois, autant que l'Huile en
pouvoit couvrir. Nous les fîmes encore cuire jufqu'à riffoler & nous continuâmes, réiterant ainfi jufques à qua

tre cuites d'herbes dans la même Hui

le, y en mettant à chaque fois autant que l'Huile en pouvoit couvrir. Nous gardâmes cette Huile précieuse animée, des Huiles ou Souffres de toutes ces Plantes concentrées ensemble d'une maniere particuliere. Car il faut remarquer que la vertu principale de toutes les Plantes tant aromatiques que somniferes consiste dans leurs Huiles; lesquelles sont unies par un moyen simbolique, & comme naturel, qui est l'Huile d'Olives. Avec laquelle elles sont incorporées en un Remede si rare & si excellent, qu'on auroit peine à le croire, si les effets continuels & les experiences réïterées tant de fois sans erreur, n'en rendoient témoignage.

Quand on veut le faire encore meilleur, on y ajoute autant de gros Crapaux vifs qu'il y a de livres d'Huile, ou à peu prés. Lesquels il faut faire boüillir comme dessus, tant qu'ils soient presque brûlez dans l'Huile: avec laquelle leur suc & leur graisse se mêle & augmente beaucoup l'excellence du Remede; sans qu'on puisse craindre que l'adition de ces Animaux

Peste & maladi-s veneneu-fes & ô tagieuses

fi veneneux y communique aucune mauvaiſe· qualité, tant pour l'exterieur que pour l'interieur, & cela même rend ce Remede admirable contre la Peſte & toutes les maladieſ veneneuſeſ & contagieuſes.

Expe-riencere marqua-ble tou chant le Crapaux.

A l'occaſion des Crapaux, il me ſouvient d'en avoir fait une experience auſſi rare que curieuſe, qu'on ne ſera pas fâché de ſçavoir. Vanhelmont dit, que ſi on en met un dans un vaiſſeau aſſez profond pour qu'il ne puiſſe pas en ſortir, & qu'on le regarde fixement; cet Animal ayant fait tous ſes efforts pour ſauter hors du vaiſſeau & fuïr; il ſe retourne, vous regarde fixement, & peu de momens aprés tombe mort. Vanhelmont attribuë cet effet à une idée de peur horrible que le Crapaux conçoit à la vûë de l'homme. Laquelle par l'attention aſſiduë s'excite & s'exalte juſqu'au point que l'animal en eſt ſuffoqué. Je l'ay donc fait par quatre fois, & j'ay trouvé que Vanhelmont avoit dit la verité. A l'occaſion dequoy un Turc qui étoit preſent en Egypte, où j'ay fait cette experience pour la troiſiéme fois, ſe récria que j'étois un

faint d'avoir tué de ma vûë une bête
qu'ils croyent être produite par le Diable, felon le principe erroné des Mani-
chéens qui regne encore parmy ces
Peuples ignorans. Une autre fois je
l'ay fait tout de même, & le Crapaux.
n'en mourut pas, & je n'en fus point
incommodé.

Mais ayant voulu faire pour la derniere fois la même chofe à Lyon, re-
venant des païs Orientaux ; bien loin
que le Crapaux mourût, j'en penfay
mourir moy même. Cet Animal aprés
avoir tenté inutilement de fortir ; fe
tourna vers moy ; & s'enflant extraordinairement & s'élevant fur les quatre
pieds, il fouffloit impetueufement
fans remuer de fa place, & me regardoit ainfi fans varier les yeux, que je
voyois fenfiblement rougir & s'enfla-
mer ; il me prit à l'inftant une foibleffe
univerfelle, qui alla tout d'un coup jufqu'à l'évanoüiffement accompagné
d'une fueur froide & d'un relâche-
ment par les felles & par les urines. De
forte qu'on me crut mort. Je n'avois
rien pour lors de plus prefent que du
Theriaque & de la poudre de Viperes;   *Nota.*

The ia-
que. Vi-
peres.
Antido
tes.
Nota.

dont on me donna une grande doze qui me fit revenir; & je continuay d'en prendre soir & matin pendant huit jours que la foiblesse me dura. C'est peut-être le Bazilic de quelques Auteurs qu'on prétend qui tuë de sa vûë, ou du moins il a la même vertu. Il ne m'est pas permis de reveler tous les effets insignes, dont je sçay que cet horrible animal est capable.

Vertus
& pro-
prietez
du Bau-
me tran-
quille.
Esqui-
nancie.

Je reviens à mon Huile ou Baume, que j'appelle tranquille; dans la composition duquel je fais entrer ce prodigieux Animal, & de la maniere qu'il faut & avec connoissance de cause. Les proprietez de ce Baume sont de guerir toutes Esquinancies par seule onction avant que l'abcez soit formé; frottant de cette Huile le plus chaudement que l'on peut avec la main par toute la gorge pendant un demy quart d'heure; & appliquant des linges pardessus bien chauds; réïterant de demie heure en demie heure si le malade ne dort pas:

Nota.
Esqui-
nancie a-
vec ab-
cez. Sel
Armo-
niac.

Et quand l'abbez est formé, il faut mêler mon Baume avec autant d'Esprit de Sel Armoniac, qui fait une espece de pommade & s'en servir à froid. On

Fait de même du Baume seul à chaud sur la poitrine pour les fluxions & pour les inflammations du Poulmon & de la Poitrine ; lesquelles sont guéries par le seul usage exterieur de ce Remede : Si le mal est trop pressant, on en donne par la bouche pour avaler environ une demie cuillerée ou une cuillerée ; sans jamais craindre qu'il en arrive aucun mauvais effet ny transport au cerveau. Pour les Coliques & les inflammations des entrailles on en fait boire comme j'ay dit, & on en donne en lavement deux ou trois cuillerées, réïterant les lavemèns de tems en tems. Pour les Brûlures si elles sont recentes, quand on en a fait onction dans le moment, on ne sent jamais aucune douleur non plus que si on n'étoit pas brulé, quoique la peau & la chair soit toute brûlée & toute emportée.

Pour les playes nouvellement faites ; si on en frote toute la region de la partie blessée, avant d'y mettre aucun appareil, il n'y vient point d'inflammation ny d'accident ; & la playe est guerie en si peu de tems qu'on en est surpris, en la traitant d'autre part à

l’ordinaire ; quoy qu’il y ait froiſſe-
ment, contuſion, laceration & frac-
tion. Et ſi outre cela on baſſine les
playes avec les Eaux-de-vie de Romarin ou de Sauge tous les jours, en
réïterant ainſi l’onction ſuſdite, il ne
faut preſque point d’autres appareils
ny de Médicamens. Il eſt facile de comprendre ſans en faire un plus long diſcours, que cette Huile balſamique doit
infiniment prévaloir à toutes les Huiles ordinaires dont on ſe ſert dans la
compoſition des Cerats, Liminens,
Emplâtres & Onguents pour l’uſage
de la Chirurgie : & combien l’emplâ-
tre de Tachenius pour la Goute devient plus excellent en le compoſant
avec ce Baume, au lieu de l’Huile Ro-
ſat qu’il y employe. L’experience particuliere que j’en ay, fera connoître la
difference à ceux qui en voudront faire la même épreuve. Mais il eſt important de remarquer que le Baume tranquille ſeul, n’eſt pas bon pour la goute.

Pour les regles des femmes retenuës ; & pour faciliter les couches &
diſſiper l’inflammation de matrice, c’eſt
un Remede merveilleux ; faiſant l’onc-

tion par le bas. Ce font toutes chofes éprouvées une infinité de fois ; fans qu'il en foit arrivé aucune mauvaife fuite ny accidens fâcheux. De forte que ce feul Remede eft un trefor, que l'on ne peut eftimer affez ; tant pour la facilité de fa compofition & de fon application, que pour les effets furprenans qu'il produit dans des maladies où il n'en paroît guere d'autres.

J'ajoûteray feulement, que pour les fluxions de poitrine je donne avec l'onction de ce Remede, pour aider à expectorer quinze ou vingt grains de Cinabre d'Antimoine, avec huit ou dix grains de Sel de Saturne, que je réïtere foir & matin, mélangez dans de la pomme cuite avec une cuillerée d'eau pour l'avaler plus facilement.

Fluxions de poitrine.

Cinabre d'Antimoine-Sel de Saturne.

Ce Cinabre eft un autre Remede aux mêmes fluxions de poitrine ; dont les effets contentent le Malade & le Medecin, fi on n'a pas attendu trop tard à s'en fervir : & l'on ne doit point avoir de fcrupule s'il ne fait aucun effet fenfible qui foit reglé ; agiffant affez diverfement felon la difpofition de la Nature fans faire de violence.

Cinabre d'Antimoine.

Nota.

Convulsions, Coliques Gravelle Vapeurs. Cinabre d'antimoine. Laudanum. Sels volatils.

Voyez ce que dit Etmuller de ses autres proprietez, qui sont effectives & réelles ; excepté pour l'Epilepsie, dont je n'ay pas vûs de gueris par ce Remede. Mais pour les Convulsions, la Colique, la Gravelle, les Vapeurs des femmes, toujours uny au Laudanum, il ne m'a point manqué : A quoy j'ay quelquefois ajouté des Sels volatils jusqu'à quinze grains. Ce Cinabre fait encore des merveilles dans les Fiévres malignes, la petite Verole, la Rougeole, le Pourpre & autres semblables maladies. Avec lequel pris interieurement l'onction exterieure du Baume susdit faite sur la Poitrine, l'estomach & le ventre, aide merveilleusement à faire sortir le venin, & à débarasser un Malade.

Fiévres malignes, petiteVerole. Rougeole. Pourpre, &c.

Petite Verole Sel armoniac. Yeux d'Ecrevisse.

Pour la petite Verole, le seul Sel armoniac dissoûs dans le boüillon deux fois le jour, depuis dix grains jusqu'à vingt-cinq, & autant de poudre d'yeux d'Ecrevisse à chaque fois, la guérit sans aucun accident, en continuant tous les jours jusqu'à ce que les croûtes soient séches ; & s'abstenant de tous purgatifs, même de lavemens pendant tout

tout ce tems-là ; parce que le péril de cette maladie n'eſt que dans le cours de ventre ou quand le mal ſe jette ſur la poitrine, ne pouvant ſortir au dehors ; ce qui n'arrive point avec ce ſimple traitement : & quoique le Malade demeure conſtipé pendant ſept ou huit jours ſans aller une ſeule fois, il ne faut pas s'en embaraſſer ; le ventre s'ouvre de luy-même ſans y rien faire quand il eſt tems, & quand la ſupuration & la tranſpiration ſont ceſſées ; au lieu que les lavemens & les purgatifs les empêchent & attirent le venin ſur la poitrine ; d'où vient ſouvent une fluxion ou un flux de ventre mortel. Je ne parle point en toutes ces maladies de l'Elixir de proprieté ny des Sels volatils, non plus que des Eſſences febrifuges cy-devant marquées ; tous les habiles Medecins ſçavent le bien qu'elles y peuvent faire, tant en pouſſant le venin au dehors qu'en raffermiſſant le ventre lors qu'il ſe relâche trop. Auquel cas l'Eau-devie des Bayes de Genévre chargée de la teinture d'autres Bayes non fermentées, eſt un Remede comme infailli-

Elixir de proprieté. Sels volatils; Eſſences febrifuges.

Genévre. Flux de ventre.

Q

ble ; fans avoir befoin d'aucun aftrin-
geant : Ainfi qu'en tous les flux de ventre qui font de la peine aux Medecins & aux malades. Si on craint
trop de chaleur par rapport à l'é-
tat du Malade , quelques goutes de
mon Laudanum fatisfont au refte :
pourvû que ce ne foit pas une rélaxa-
tion des facultez vitales ; auquel cas
c'eft l'approche de la mort, où il n'y
a point de Remede.

Cette même Effence de Genévre
ne peut être affez eftimée. C'eft un
des meilleurs Stomachiques, dont j'aye
fait experience, tant contre les indi-
geftions que contre les froideurs &
foibleffes d'eftomach & les vomiffe-
mens : on en prend une cuillerée le
foir & le matin , & immediatement
après le dîné dans de l'eau ou du vin.

CHAPITRE XI.

Vertus specifiques de plusieurs Symples.

JE ne puis me dispenser de dire encore par charité quelques vertus specifiques de plusieurs Simples particuliers, dont j'ay une experience certaine. La petite Centaurée étant fermentée comme j'ay dit, acquiert un vray goût d'ail; & son Eau-de-vie est un Remede merveilleux aux obstructions de matrice; non-seulement pour procurer les regles, mais aussi pour faire vuider les Hydropisies uterines & autres amas de cette nature. L'usage est d'en prendre environ demy cuillerée dans de l'eau ou du vin quelques jours de suite, plus ou moins, selon la qualité du mal. Elle agit non-seulement sans violence, mais d'une maniere douce & sans aucune fatigue.

Les autres Remedes uterins peuvent y être mêlez; car tous tendent à une même fin, & ne sont point contraires

O ij

Rhuë.
Elixir.
Sabine,
& Ænu-
la cam-
pana.

entr'eux quand ils font préparez par
la fermentation ; comme la Rhuë, l'E-
lixir de proprieté ; la Sabine, l'Ænu-
la campana., tous deux fermentez enfemble. Ce qui refte aprés la diftillation de l'Eau-de-vie, quand il eft évaporé en confiftence d'électuaire, a auffi
les mêmes proprietez : On en voit de

Elec-
tuaire.

fort beaux effets, foit qu'il foit donné
feul, foit qu'il foit mêlé avec fon Eau-
de-vie.

Elec-
tuaire.

C'eft la même chofe de tous les autres Simples aprés la diftillation de
leur Eau-de-vie; filtrant ou paffant par
un linge groffierement tout le refte,
& preffant le marc : Aprés quoy on é-
vapore à feu doux toute leur humidité
fuperfluë jufqu'à confiftence d'Opiate
ou d'électuaire ; que l'on garde pour
le befoin. L'on en donne gros comme
une demy noix ou une noix entiere
diffous en quelque vehicule que l'on
juge convenable fi on ne veut pas y
joindre l'eau-de-vie propre qui en eft
venuë.

Sureau.
L'Efprit
en eft
fpecifi-

Le fruit du Sureau fermente feul
comme le raifin, fans aucun autre levain que luy-même ; & aprés l'avoir

distilé & en avoir rectifié l'Eau-de-vie; que con- tre l'Hy- dropisie. je mets une once de suc crû, non fermenté & cuit à feu doux en consis- tence de Miel, sur demi livre de son Esprit. Quelques jours aprés je separe le limon qui tombe au fond, & je garde cet esprit teint. C'est un des plus Toutes Dissente- ries. essentiels & des plus specifiques Re- medes qu'il y ait dans la Nature pour toutes les dissenteries, quelques ma- lignes qu'elles puissent être; soit qu'il y ait complication de Fiévres, soit qu'il y ait Ulceres ou corrosion de boyaux, même dans l'état le plus de- fesperé. Son action est insensible; & dans deux ou trois jours au plus, en prenant soir & matin une ou deux cuil- lerées par dozes dans du vin ou de l'eau, on est si solidement guéry, qu'on ne se sent presque pas d'avoir été ma- lade. C'est un trefor dans les fluxions de poitrine, dans des cours de ventre & dissenteries populaires & conta- gieuses. D'autant plus que le Reme- de est facile à faire en quantité, facile à transporter; & qu'il se garde aisément d'une année à l'autre; mais si on le garde plus long-tems, il s'aigrit & n'est plus si bon.

CHAPITRE XII.

Préparation des Plantes Vulneraires.

Grande
Confou-
de. Bru-
nelle.
Pervan-
che.
Sanicle.
Pulmo-
naire; &c

LEs Plantes vulneraires, comme la grande Confoude, la Brunelle, la Pervanche, la Sanicle, le Pulmonaire, & autres de cette nature; n'ayant point d'Huile effentielle volatile, dont l'Eau-de-vie eft formée dans les Simples; il n'eft pas befoin de laiffer aller leur fermentation jufqu'au bout, il fuffit qu'elle ait travaillé cinq ou fix jours; & pour lors ayant diftillé au refrigerent ce qu'il y a d'efprit qui eft affez foible; on paffe le refte par un linge pour le faire évaporer en confiftence d'électuaire & le garder. Dans lequel réfide la vertu Balfamique de ces Plantes qui a été mife en action par la confermentation du Miel, qui eft auffi tres-vulneraire; & laquelle par ce moyen a été débaraffée de fes plus gros excrémens. De forte que donnant de cette Opiate avec fon eau diftillée au lieu des Syrops & des fimples ptifannes ou décoctions qu'on

en fait; on en voit des effets infiniment
superieurs à toutes les autres préparations ordinaires, sans qu'il y ait aucun
soupçon de chaleur, comme les moins
éclairez & les moins experimentez le
peuvent connoître. On peut encore
pour mieux dissoudre l'Opiate dans
son esprit simple distillé & non rectifié; & filtrer la dissolution pour en se-
parer les excrémens & superfluitez : &
on aura une eau vulneraire merveil-
leuse, tant pour le dedans que pour
le dehors; qui surpasse infiniment toutes les autres qui sont en usage.

La Sanicle seulé ainsi préparée ou
jointe avec celle de Sureau, est un specifique pour les abcez & même pour
les Ulceres du poulmon qui ne sont
pas trop inveterez. Ce qui n'est pas un
petit mystere.

On peut encore fortifier ces Remedes vulneraires avec un Baume de
Souffre d'Antimoine qui fait de grands
effets pour les Ulceres internes : &
qui se fait ainsi. On prend du Regule
fait avec deux onces de Mars, deux
onces d'Etain fin, deux onces de Venus, & huit onces d'Antimoine; puis

ayant broyé & pulverifé huit onces de
ceRegule tres-fubtilement,on le broye
bien exactement avec une livre de Salpêtre fixé par le charbon & tres-fec ;
& l'ayant mis dans un bon creufet,qui
ait un tiers ou un quart de vuide;on le
couvre de fon couvercle, & on donne le feu par degrez dans un bon fourneau de fonte, tant que tout foit en
boüillie continuant ainfi le feu pendant cinq ou fix heures. Cela fait on
caffe le creufet, la matiere étant encore chaude, & on la pulverife & ta-
mife auffi chaudement ; afin qu'elle
ne s'humecte pas à l'air. On la met
ainfi chaude & feche dans un grand
matras où il y aura deux ou trois livres de bon Efprit de Therebentine ;
& on broüille bien le tout enfemble,
l'orifice du matras ayant été tout auffi-
tôt fermé d'un rencontre ; & le tenant
en digeftion quelques jours, l'Efprit
de Therebentine tirera une teinture
tres-belle & fort chargée. Pour lors
on fepare par inclination l'Efprit coloré, qu'on d ftile au Bain-Marie dans
la cucurbite;la teinture ou Souffre demeure au fond en confiftence de Miel:
fur

sur laquelle on verse tout de nouveau de tres bon Esprit de vin qui fait une nouvelle extraction d'une teinture plus parfaite & plus subtile, dont on retire encore l'Esprit de vin jusqu'à consistence de Miel, pour garder cette Essence ou teinture mielleuse, dont on se sert avec les vulneraires susdits, y en mélant huit ou dix goutes par dozes. On tire d'une autre maniere une belle teinture de ce Regule metallique, sans se servir d'Esprit de Therebentine ; mais seulement avec l'Esprit de vin tartarisé, qu'on verse sur la matiere calcinée & bien pulverisée chaudement. On verse cet Esprit de vin coloré dans une cucurbite pour le retirer au bain, & la teinture reste rouge, noirâtre & tres-caustique par les Sels qui y sont mêlez, & que l'Esprit de vin avoit dissous : Mais ils n'ont nulle acrimonie quand ils sont mêlez avec la teinture dans du boüillon ou dans de l'eau à la quantité de quarante à soixante goutes. Celuy qui est fait par la préparation précedente avec l'Esprit de Therebentine est plus doux & plus sulphureux, & par consequent meil-

P

leur pour les poulmons & pour la poitrine.

On peut encore faire un bon Remede de cette maſſe calcinée, ſans en
tirer la teinture par l'eſprit de Therebentine ny par l'Eſprit de vin ; mais
la jettant pulveriſée dans de l'eau
boüillante, pour diſſoudre tout le Sel
qui y eſt chargé du Souffre des métaux ouverts par l'Antimoine: Et ayant
filtré cette lexive ; on la fait évaporer
à ſec pour garder ce Sel, qui fait des
effets inſenſibles : par leſquels on voit
dans des maladies déſeſperées la Nature ſe relever tout doucement ſans
aucune violence, dont ſouvent une
prompte & parfaite guériſon s'enſuit.
La doze eſt d'un ſcrupule dans le
boüillon, une ou deux fois le jour, ſelon la diſpoſition, l'état & l'âge du
malade.

On tire de la même maniere, ſoit a-
vec l'Eſprit de Therebentine ou celuy
de vin, une teinture ou Baume de
Souffre vulgaire, qui eſt un peu in-
grat au goût ; en mêlant au lieu de
Regule ſuſdit des fleurs de Souffre a-
vec le Nître fixé poids égal ; & cet

autre Baume eſt encore merveilleux pour la poitrine, pour les poulmons & pour les rheins ; & infiniment meilleur que ceux qui ſe font avec le Souffre crû ; parce que cette cuiſſon & fixation qui ſe fait icy avec l'Alkaly du Nître fixé, mûrit extrémement ſa vertu, & augmente de beaucoup ſon Baume medecinal.

Ceux qui voudront ſe ſervir de ces Remedes & de ma méthode, verront de combien elle ſurpaſſe celle dont on ſe ſert ordinairement ; j'oſe hardiment leur en promettre un ſuccez, qui les contentera. Pourvû qu'on n'accable pas les malades de trop de ſaignées & de purgations ; leſquelles j'ay toûjours obſervé devoir être tres-diſcretement pratiquées en ces ſortes de maladies ; où l'humidité & les forces ſont neceſſaires, pour faciliter l'expectoration : d'où dépend le ſalut du malade. J'ay parlé cy-deſſus de l'excellence du Cinabre d'Antimoine pour ces ſortes de maladies.

Il y a encore une préparation de Souffre dars l'introduction à la Philoſophie des Anciens, au Chapitre des

P ij

Sels acides & Alkalis, sur la fin du
livre;où le Souffre est pénétré & dissoûs radicalement en couleur noire
comme de l'ancre, par l'union qui s'en
fait avec le Sel qui l'a dissous & corrompu. On peut aussi en tirer une belle & excellente teinture. J'y renvoye
le Lecteur, qui fera les reflexions, que
cette opération mérite sur ce qu'en
a dit l'Auteur en passant.

CHAPITRE XIII.

De la Mâne.

POur conclusion de ce Livre, j'ay
crû qu'il ne dépl'airoit pas au Lecteur, que je luy donnasse une rare Essence & anatomie de la Mâne ; qui
est si connuë en Medecine. J'en puis
parler plus positivement que beaucoup
d'autres, qui ne disent que ce qu'ils
ont lû sans pouvoir en juger parfaitement. J'ay donc examiné toutes les especes de Mâne, que l'on trouve en
Europe, en Asie & en Affrique. Je
Nota. puis assurer même, qu'il y en a par tout

le monde , quoy qu'elle ne fe congéle
pas en grumeaux , tels que nous les
voyons. Je fçay ce que difent ceux qui
croyent que c'eft un fuc d'arbre con-
gelé. J'ay vû fur les arbres mêmes où
elle étoit attachée, comme elle s'y coagule. On prétend , que ce ne font que
les Frefnes , defquels on incife l'écorce
en Eté : & que le fuc qui pleure par
cette incifion , eft la Mâne aprés fa
coagulation : De forte que ce n'eft
felon ces Auteurs qu'une gomme qui
ne differe que d'efpece d'avec celle du
Cerifier , du Genéve & des autres.
Cette efpece de Frefne eft differente
des nôtres ; on l'appelle en Italien
Ornello. Cependant il eft certain qu'il
y a en Italie d'autres arbres où la Mâne s'attache auffi ; & quand on a bien
examiné le fait, on connoît v fible-
ment, que ce n'eft point un fuc des
arbres qui coule par l'incifion ; parce
que fi cela étoit, il n'y auroit de Mâne
qu'aux endroits où on auroit fait ces
incifions ; & les arbres de differentes
efpeces feroient auffi des Mânes differentes ; comme la gomme de Cerifier
& de Prunier different l'une de l'au-

La Mâ-
de n'eft
pas une
gomme.

tre, & non pas celle de Genévre.

De plus on voit, comme j'ay dit, que la Mâne se trouve autre part que sur le tronc des arbres. Les feüilles en sont toutes couvertes ; & comme elle coule dessus sans être coagulée, leur pointe est chargée d'une larme chacune, que l'on ramasse soigneusement. On l'appelle Manna dy-foglio : Nous n'en voyons point en France. Comme on en recüeille peu, on la conserve pour les Grands Seigneurs du païs : Outre celle des feüilles, on en trouve encore sur les herbes, lesquelles en sont emmiellées ; & même sur les pierres où elle est coagulée en petits grains comme de la Coriande. Il ne faut pas aller plus loin que Briançon pour en être convaincu. Mais comme il n'y a presque que celle d'Italie qui soit en usage dans l'Europe ; & que celle que l'on transporte a été recüeillie sur les incisions de ces arbres, on a jugé par là mal à propos que s'en étoit le suc tout pur & rien autre chose.

Si on avoit examiné le fait plus solidement, on auroit reconnu le contraire, & que cette incision de l'arbre n'est qu'un moyen qui retient plus copieusement & plus facilement cette matiere qui abonde en l'air plus ou moins selon la disposition des lieux & la température du païs; comme sont le Dauphiné, la Calabre, la Sicile, la Tolfa, l'Isle de Sancta-Felicita, & tous les environs de Rome.

Mâne de Dauphiné, Sicile, la Tolfa, &c.

Ma curiosité sur cette matiere m'a porté plus loin; car je n'ay pas voyagé pour ne voir que la terre & les villes, qui par tout le monde sont presque semblables. J'ay examiné autant que j'ay pû ce qui s'est presenté en chemin; & parce que j'ay trouvé des Mânes qui me paroissoient differentes, comme celle du Mont-Liban & celle de Perse; j'y ay donné l'application & le soin necessaire pour les connoître.

Mânes du Mont-Liban & de Perse.

Celles de ces païs-là ne sont pas blanches ny en petits morceaux comme celles de l'Europe. Elles sont au contraire vertes comme du Vitriol; & on les ramasse en consistence de Miel sur les herbes & les feüillages qui s'en trouvent assez remplis. On les met dans des peaux de Bouc, pour

Mânes blâches, seiches.
Mânes verte, liquides.

les tranſporter, dans leſquelles elles
ſe durciſſent ſi fort qu'il faut des ha-
ches pour les couper & les ſeparer
quand on en a beſoin.

Ce'le du Mont-Sinaï, eſt d'une nature toute differente des autres. Son

nom fameux dans la Sainte Ecriture
m'a obligé d'en faire une diſcuſſion
plus particuliere par pluſieurs raiſons
de conſequence. Je ſçavois qu'on mettoit en doute s'il y en tomboit encore
effectivement ; & j'ay vû un Evêque
qui m'aſſuroit qu'il n'y en étoit jamais tombé que dans le ţems que
Moïſe y paſſa avec le Peuple de Dieu ;
alleguant pour raiſon que c'étoit une
nourriture miraculeuſe, dont le Seigneur avoit pourvû les Iſraëlites dans
ces deſerts, qui ne produiſent que des
pierres.

Mais ſauf le reſpect que je dois à ce
Prélat, il tombe de la Mâne dans l'A-
rabie déſerte tous les ans dans les plus
grandes chaleurs de l'Eté, qui eſt tres-
ſec & tres-chaud en ce païs-là ; où même il ne pleut jamais. Et cette Mâne
eſt de la figure dont l'a dépeint Moïſe:
Avec cette proprieté qui luy eſt encore

particuliere, qu'elle s'évapore si promptement, que si on en garde trente livres dans un vaisseau ouvert, il n'y en
aura pas dix livres quinze jours aprés ;
& enfin tout se dissipe sans qu'il en
reste rien. Ce que les autres Mânes ne
font pas ; puis qu'on les conserve des
années entieres avec peu de diminution. Le miracle ne laisse pas de sub-
sister dans la nourriture que donnoit
cette Mâne aux Hebreux. Car on sçait
qu'une substance si legere & si peu proportionnée n'est pas naturellement capable de produire un tel effet.

Elle ne se prend point sur les arbres,
puis qu'il n'y en a point dans les deserts où elle tombe. Elle se trouve sur
les Rochers & sur quelques herbes
arides, qui croissent dans les vallées,
& qui sont d'une odeur tres-forte &
p'nétrante ; laquelle elles communiquent à cette Mâne. C'est un fait dont
je puis assurer, puisque j'en ay eu plus
de vingt livres. Je les fis ramasser par
des Arabes à la priere de l'Archevê-
que du Mont-Sinaï, qui nourrit ces
miserables : lesquels ne permettroient
pas à d'autres de s'écarter dans ces

deferts fans les dépoüiller.

Diſtil-
lation de
Mâne. Le travail que j'ay fait ſur toutes ces ſortes de Mânes n'a pas été ſuperficiel. J'en ay conſumé plus de cent livres en diverſes operations. La premier a été de la diſtiller telle que je l'avois achetée. Il m'arriva ce que je n'attendois pas : car, quoique je n'en euſſe mis que deux livres dans une cornuë, & que je ne la diſtillaſſe qu'à feu de ſable ; avec un récipient qui tenoit bien quinze pintes ; les Vapeurs qui en ſortirent furent ſi puiſſantes que le balon creva, & fit un bruit comme un coup de mouſquet. D'où je remarquay qu'il n'étoit pas aiſé de diſtiller une matiere ſi ſpiritueuſe, à moins qu'on ne laiſſât quelque legere ouverture aux vaiſſeaux, pour donner paſſage à la fougue de ces eſprits incoërcibles à la chaleur du feu.

Eſprit
fétide,
acide, i-
gné. Par une ſeconde diſtillation de nouvelle matiere, je trouvay un Eſprit fetide, qui étoit un peu acide & igné, approchant aſſez de l'eſprit de Tartre ; & une Huile noire, puante, & tres-piquante, comme celle des bois diſtillez. La grande puanteur me déplut,

& quoique je sçûsse qu'on pouvoit la corriger par les rectifications ; je ne trouvay pas à propos de m'y arrêter davantage ; & je crûs qu'il falloit méditer autre chose.

Je me persuaday donc, que cette douceur de Mâne remplie d'un esprit celeste devoit contenir quelque chose d'excellent & plus noble de beaucoup que le Miel ; je compris aussi que le moyen de mettre cette belle vertû en évidence devoit être la fermentation. Pour cela, je fis dissoudre dix ou douze livres de Mâne dans quatre fois son poids d'eau chaude : & ayant tout passé par un linge, je mis la dissolution dans de grands vaisseaux de verre, tenant chacun dix ou douze pintes dans un lieu chaud. En Egypte, où l'air est assez échauffé en été, il ne faut point d'étuve. Cette matiere s'y échauffa d'elle-même, & fermenta pendant soixante & dix jours.

Pour lors ayant separé un limon, qui s'étoit déposé, je distillay ce vin de Mâne dans un refrigeratoire. Il me donna une excellente Eau de-vie, & dans une quantité beaucoup plus gran-

Flegme. laiteux.

de que n'auroit fait du vin commun; aprés l'Eau-de-vie il paſſa un flegme blanchâtre & laiteux qui la troubloit. Cela me réjoüit, voyant bien que c'é- toit une Huile volatile, eſſentielle, étherée ; que je n'aurois jamais ima- giné devoir être dans ce ſujet. Je com- pris par-là, que c'étoit cette Huile vo- latile qui faiſoit crever mes vaiſſeaux, quand je diſtillois ſans fermenter ; & que je la perdois auſſi, quand je laiſ- ſois quelque ouverture pour donner paſſage aux eſprits trop furieux.

Huile volatile, eſſentiel le, êtheréc.

Je continuay donc ma diſtillation dans le refrigerant, juſqu'à ce que le flegme paſsât clair, & ne fût plus blan- châtre. Pour lors je laiſſay repoſer dans le recipient tout ce qui y étoit paſſé, Huile, Eau-de-vie & flegme mêlez enſemble. En huit ou dix jours de tems, cette mixtion laiteuſe s'eſt éclair- cie ; & il a ſurnagé une Huile dorée, couleur d'ambre jaune, qui avoit un goût fort piquant & fort aromatique, plus précieuſe qu'une Huile eſſentielle de canelle, comme on va voir. Alors je verſay tout dans un autre refrigerant plus petit pour rectifier plus exacte-

Huile dorée.

ment ces matieres. Mon Eau-de-vie a passé en Esprit de vin accompagné de son huile Aromatique, dont il étoit tenu; & ce mélange rendoit une odeur d'Essence d'Ambre gris, sans odeur d'Esprit de vin; dont les vertus me paroissoient plus parfaites que celles de l'Ambre même.

Essence de Mâne.

J'ay montré de cette Essence de Mâne à des Connoisseurs, qui l'ont prise pour de l'Ambre gris; & qui en ont estimé la préparation beaucoup au-delà de celle qu'ils sçavoient faire. Je les laissay dans cette opinion; & pour les surprendre davantage, je leur dis, que ma teinture essentielle étoit volatilisée. Ils le crûrent, ayant évaporé de cette Essence, & n'en ayant point resté au fond de la fiole où elle étoit en évaporation.

Voilà un membre de la Mâne qui est déia assez rare & precieux pour être estimé des plus habiles Philosophes. Quand j'auray décrit l'autre, je suis assuré que le mélange des deux me donnera du credit chez les personnes de bonne foy, qui verront avec quelle candeur j'ay donné une si belle & si excellente chose au public.

Residu. Aprés avoir retiré de mon refrigeratoire ce qui a resté de ma distillation, je l'ay fait évaporer jusqu'à même consistence qu'étoit la Mâne avant tout ce travail : je l'ay mis dans de grandes cornuës de verre & l'ay distillé à feu de sable tres-bien gradué, pour éviter le gonflement qui est tres-facile & tres-grand. Un bon Artiste sçait comme il faut s'y comporter. J'ay **Flegme** eu un flegme, un esprit roux, & une **Esprit** huile noire, fétide, tres-piquante. **roux.** **Huile** **noire,fe-** J'ay voulu rectifier cet Esprit ; & a- **tide.** prés soixante & dix rectifications réïterées au Bain-marie, voyant qu'il me laissoit toûjours des terres noires au fond de la cucurbite ; je pensay à **Terres** chercher une autre méthode de le rec- **noires.** tifier, que voicy ; & par laquelle il acquiert un goût de feu non corrosif, qui **Alcali** fait connoître que c'est un vray Alkaly **volatil.** volatil qui est admirable.

J'ay pris la tête morte qui étoit noire & luisante comme du Spalte ou du Gez ; elle étoit sans goût, & l'ayant lavée dans de l'eau boüillante, elle n'a point donné de Sel. Si-tôt que j'ay rompu la cornuë pour l'en tirer, cette matiere s'est enflammée de soy-même à l'air comme un charbon ardent dans la terrine où je l'avois mise sur la table. Je ne sçai pas s'il y a d'autres matieres qui fassent cet effet; si vous exceptez le Sel de Saturne. Car les Phosphores sont des choses differentes.

Rectification du second Es-& de la reeside Huile, &c.

J'ay donc broyé cette tête morte; je l'ay mise dans une cornuë avec tout son Esprit & son Huile; & j'ay distillé au Sable, feu fort sur la fin. J'ay cohobé cette Esprit & son Huile sur la même tête morte neuf ou dix fois; & ils m'ont laissé un Sel lexivial dans la tête morte qui n'en avoit point auparavant; lequel on peut séparer de la terre par lexiviation. Un bon Artiste qui sera aussi Philosophe jugera de quelle nature est ce Sel; lequel a été coagulé de la substance d'un Esprit Alkaly volatil par un seul feu de Sable.

Sel lexivial.

Nota.

Dissoudez ce Sel dans le reste de l'Esprit déflegmé, dont il a été formé; & unissez cette dissolution avec l'Eau-de-vie impregnée de l'Huile aro-

Essence parfaite de Mâne.

matique. Mettez ce mélange en digeſtion, pour faire ſeparer une hypoſ-
taſe qui tombera au fond. Ce ſera la
derniere rectification de la veritable
Eſſence de Mâne; dont tous les principes ſont réunis en un Etre reſſuſcité.
C'eſt un Eſprit de vie concentré d'une
odeur & d'une vertu admirable. Et
l'on peut dire que s'il y a un ſujet où
l'eſprit univerſel & l'ame du monde
ſoit renduë ſenſible dans la ſimplicité
non ſpecifiée; c'eſt cette Eſſence, par laquelle je finis cet ouvrage. Je ſupplie
tous ceux qui le liront, d'agréer ma
bonne volonté; & je les conjure de
vouloir bien me faire part d'auſſi bon
cœur de ce qu'ils auront de meilleur.

Ses pro-prietez ſont une vertu cordiale, qui tient de l'Uni-verſel.

Nota.

Obſer-vation impor-tante.

Les grand Artiſtes obſerveront facilement, que les matieres ordinaires
qui donnent par la diſtillation des
Huiles étherées & aromatiques, n'en
ont plus aprés qu'elles ont été bien fermentées. Mais peut être ne ſçavent-
ils pas que la Mâne au contraire, qui
ne donne point de cette Huile avant
ſa fermentation, en donne aprés en
quantité, d'une odeur & d'un goût
tres-ſuave, quoy qu'elle donne encore
plus

plus d'Eau-de-vie qu'aucune autre matiere fermentable. J'ay pourtant encore une reflexion tres-curieuse à faire
sur la Mâne du Mont-Sinaï. Dans la-
laquelle j'ay remarqué une proprieté
singuliere qui ne se trouve point dans
toutes les autres Mânes, soit de France, d'Italie, de Perse, du Mont-Liban
ou d'Ethiopie; j'ay voulu la faire fermenter comme les autres; & l'ayant
fait dissoudre dans quatre fois son
poids d'eau, je la mis auprés de quelques autres vaisseaux, où il y en avoit
de Sicile & du Mont-Liban, pour faire
tout travailler en même-tems. C'étoit
au grand Caire; je fus le lendemain
fort étonné de voir que cette Mâne du
Mont-Sinaï, qui est si volatile & si facilement évaporable, avoit coagulé
l'eau comme en glû; pendant que les
autres étoient telles que je les avois
laissées. J'y remis de nouvelle eau pour
dissoudre ce coagule, croyant que la
faute venoit de ce que je n'y avois
pas mis assez d'eau dés la premiere
fois; & le lendemain tout fut encore
coagulé. Ce qui arriva jusqu'à quatre
fois de suite. Je cessay de mettre de

Q

nouvelle eau, ne pouvant suivre davantage cette experience, parce que
je fus obligé de tout quitter pour revenir en Europe assez chagrin de ne
pouvoir connoître, comme il m'étoit
facile, jusqu'à quelle quantité d'eau
une livre de cette Mâne auroit pû
étendre sa vertu coagulative; du moins
en avoit-elle déja passé sept ou huit livres, & ne paroissoit point encore affoiblie.

Je n'ay pû juger autre chose de
cette puissance coagulative, sinon qu'-
elle luy avoit été communiquée par
la vertu petrifiante qui est surprenante
en ce païs-là. L'on y trouve des Melons, des Serpens, des Champignons,
du Bois, & même des grosses buches
petrifiées pour avoir resté sur la terre
quelque tems dans ces deserts & sur
les Bords de la Mer rouge, comme je
l'ay vû de mes yeux; où ceux qui
avoient passé en Caravane les avoient
laissé tomber. De sorte que cette Mâne qui n'avoit resté qu'une nuit, &
qui à cause de sa simplicité n'est pas
encore assez proche de la coagulabili-
té pierreuse, ne laisse pas d'en conte-

nit le ferment & de le communiquer
facilement à l'eau par la mixtion intime qui se fait dans sa dissolution. Il
y a lieu de croire que si cette eau coagulée avoit été gardée assez de tems,
elle se seroit enfin tout à fait petri-
fiée.

Je laisse maintenant à réflechir, non
pas à des apprentifs, ny à ces gens qui
n'ont jamais lû aucun Philosophe qui
en merite le nom ; mais je parle aux
plus habiles, qui entendent ce que
je dis ; je leur laisse donc à réflechir
sur la difference qu'il y a entre de
simple Mâne & l'Essence que j'en viens
de décrire. Cependant qu'est-ce qu'il
y a dans cette noble Essence que la
Mâne même toute pure, & seulement
separée par la Nature & par l'Art de
tous ses excremens ; de laquelle les
principes ont été mûris, exaltez & glo-
riez par eux-mêmes, avec ce mouvement vital & fécond dont l'Esprit universel est le pere. C'est la source dont
tous les Etres corporels émanent ; c'est
l'agent auquel tout la Nature sublunaire est soûmise, & sans lequel par
consequent selon les grands Auteurs,

Q ij.

toute Philosophie n'est que songe &
que pure illusion.

CHAPITRE XIV.

Conclusion de cet Ouvrage.

Que les fermens sont les principes de toutes les maladies & de toutes les guérisons.

DE toute cette doctrine, il résulte que les fermens sont les principes de toutes les maladies & de toutes les guérisons; parce qu'il n'y a point d'alteration dans la Nature que par l'action de quelque ferment, & le premier moteur de ces fermens est cet Esprit universel de l'air, dont Vanhelmont a dit si justement. *Si aer volatilisat sulphur concreti cum omnimodâ separatione sui salis; hoc sal quod alias fixaretur in alcali per ignem, fit totum volatile, &c.* Sur quoy je donne l'exemple du bois pourry & carrié, qui ne laisse point de Sel dans ses cendres; parce que l'air l'a volatilisé par le ferment de la corruption, telle qu'auroit fait en terre sa semence germante du même bois, ou sa fermentation en Eau-de-vie, indépendem.

Nota.

ment de quelque figuration que ce puiſſe être. Auſſi eſt-ce ſur ce principe que les grands Philoſophes ont medité & trouvé par leurs experiences un ſeul & ſimple diſſolvant general, plus corporel que l'eſprit de l'air ; qui étant de ſoy inalterable & immuable, altere & change tous les corps ſublunaires par une veritable fermentation réſolutive & corruptive, comme fait l'Eſprit univerſel inviſible, ſans alterer leurs principes ſeminaux. Et par conſequent, il faut neceſſairement comprendre qu'il y a dans les Etres quelque choſe de plus que la figure & que le mouvement des parties, qui compoſent le corps de la machine : & que ce quelque choſe eſt dans l'Etre une lumiere vitale & le premier principe d'où émane le mouvement même auſſi bien que la figuration. *Omne donum optimum deſurſum eſt, deſcendens à Patre luminum.* C'eſt ce qui nous repréſente le Créateur dans les Créatures, dont comme tel il eſt le Pere. Il n'y a point de paternité ſans filiation : & toute filiation dit Image & ſimilitude plus ou moins parfaitement, dont

Nota.
L'Al-
kaeſt.

Forme
ou ame
des Etres
corpo-
rels.

selon saint Paul Jesus-Christ est la premiere & le prototipe d'où émanent
toutes les autres. *Qui est Imago Dei in-*
visibilis primogenitus omnis Creaturæ ;
quoniam in ipsa condita sunt universa in
cœlis & in terra, visibilia & invisibilia.
Et c'est cette Image, comme participation de la Divinité, qui nous fait
connoître Dieu dans ses Créatures.
Invisibilia enim Dei per ea quæ facta sunt
intellecta conspiciuntur.

Cette Image est quelque chose de
vivant, de fecond, non sensible, qui
n'est pas Dieu même : c'est l'émanation
incomprehensible de la Divinité étenduë au dehors : dont, quoy qu'on dise, nous ne pouvons donner de défi-
nition ny même de description suffisante, qui satisfasse un esprit éclairé ;
que cet esprit éclairé ne laisse pourtant
pas de comprendre sans pouvoir l'exprimer, faute d'idée proportionnée
pour la représenter. *Scrutator Majesta-*
tis oprimetur à gloriâ.

Je ne doute pas que plusieurs de
ceux qui auront pris la peine de lire ces
Experiences, n'ayent des sentimens
opposez à ceux qui paroissent dans mes

Image
du Créa-
teur.

raiſonnemens : Mais je puis prendre la
liberté de leur dire, que je n'ay guére
vû de ces Philoſophes qui ont joint
l'Art à l'étude, qui n'ayent les mêmes
principes que j'ay. Ils ne ſont pas d'u-
ne invention nouvelle, qui me ſeroit
ſuſpecte à moy-même. La Nature n'a
point de nouveauté. Je ſuis plus aiſément perſuadé d'une penſée que je
trouve dans un habile Philoſophe qui
a travaillé toute ſa vie ſur la Nature, &
qui d'ailleurs me paroît d'accord avec
les autres plus anciens que luy ; que je
n'aurois de foy à ceux qui n'ónt que
des raiſonnemens en l'air, fondez ſur
des paroles & ſur des ſuppoſitions,
ſans avoir fait par eux-mêmes aucunes
experiences des mouvemens ſecrets de
la Nature. Il eſt fort aiſé de contredire
& de nier, mais tres difficile de prouver & d'établir ſolidement ſans le ſecours de l'Art ; comme font ordinairement ceux qui ne veulent propoſer
des principes & des ſyſtêmes nouveaux, que pour avoir la gloire de
l'invention & de la nouveauté, qui
doit toujours être ſuſpecte en matiere
de ſcience.

Si je n'ay pas gardé toute la méthode & tout l'ordre d'écrire, ce n'eſt que
parce que les raiſonnemens & les experiences ſe ſont tellement trouvez
dépendans les uns des autres, qu'il a
fallu laiſſer couler naturellement le
diſcours ſelon la force de la ſcience, à
laquelle un Philoſophe doit s'attacher
incomparablement davantage qu'à la
Rhetorique & à l'Eloquence : Du
moins j'oſe eſperer que ceux qui y auront trouvé des défauts voudront bien
non-ſeulement les excuſer ; mais me
donner moyen de les corriger, n'ayant
d'autre intention que de faire plaiſir
au public, & non pas de me produire.
Leur traitement charitable ſera un
motif pour m'engager à tâcher de faire
avec l'aide de Dieu & leur ſecours, &
mieux & davantage.

CHAP.

CHAPITRE XV.

Addition au Livre de mon Frere.

J'Ay promis dans la Préface de ce Livre d'y ajoûter quelques procedez & quelques Remedes ; il est juste de satisfaire à ma parole : en voicy l'accomplissement. Mon Frere n'avoit pas jugé à propos de les donner si-tôt au Public ; soit parce qu'il n'avoit pas encore poussé les experiences de quelques-uns à leur perfection , soit parce qu'il avoit des raisons particulieres pour reserver l'usage des autres.

Il est facile d'en juger touchant le Remede des maux Veneriens ; à cause de celuy que défunt Monsieur d'Acqueville luy avoit communiqué , qui ne consiste que dans une poudre facile à composer , & toute differente des Essences Philosophiques , dont je vais montrer la préparation.

Monsieur d'Acqueville étoit un Gentilhomme de Normandie , qui assuroit avoir le secret de guérir toutes ces maadies fans l'ufage du Mercure. Il luy falloit un homme de probité, capable d'en diriger les experiences, il fit choix de mon Frere. Elles furent faites dans l'Hôpital de la Salpêtriere lez Paris, par ordre de M le premier Prefident, le Procureur General & le Prevôt des Marchands; & avec un fuccez furprenant : moyennant le fecours des autres Remedes, dont il a fortifié celuy-là. Dans le tems que mon Frere venoit de conclure avec ces Meffieurs le Traité verbal d'un établiffement pour l'adminiftration publique de cet admirable Remede; non pas pour luy, il étoit difconvenable à fa qualité Sacerdotale & Religieufe; mais pour Monfieur d'Acqueville & pour moy, fous les aufpices de fa fcience & de fa qualité de Medecin du Roy : Il mourut comme j'ay dit en ma Preface en cinq jours de maladie; pendant que j'étois moy-même à l'extrêmité & en péril. Ce deffein encore plus charitable que politique, eû égard à tant de personnes innocentes qui meurent miferablement de ce mal honteux & contagïeux, a tombé ainſi par ſa mort.

La publication du Remede particulier de mon Frere auroit fait tort a-
lors à Monſieur d'Acqueville ; comme
je fais plaiſir aujourd'huy à ſa veuve,
en découvrant par le Remede que je
donne ce qui manque à la perfection
du ſien, & que mon Frere y avoit
ajoûté pour le rendre prompt, radical
& certain.

---

*REMEDE SEUR CONTRE
les Maux Veneriens, quelques
inveterez qu'ils ſoient, ſans
craindre les incommoditez &
les accidens du Mercure ; que
mon Frere m'a envoyé de Mar-
ſeille & de Rome aux mois de
Février & de Mars 1680.*

PRenez Saſſafras écorce & bois,
Gayac écorce & bois, écorces de
Grenades, pommes de Ciprez, Salſe-
pareille, Eſquine, de chacun une livre:
bayes & bois de Genévre deux livres.

Nota.
La pro-
portion
eſt d'un
quart
d'écorſe
& des 3.
quarts
de bois.

Le tout pilé ou rapé, & réduit en poudre grossiere, laquelle vous mettrez
peu à peu dans quarante livres d'eau,
que vous aurez auparavant mise en
bonne fermentation avec huit livres
de Miel, dans une étuve selon la méthode de ce Livre. Ajoutez-y peu à peu
un jour ou deux aprés, une livre d'A-
lun de roche en poudre, & une livre
d'Antimoine crû aussi en poudre, avec
une livre de Mercure vif dans un
noüet, & continuez la fermentation
selon l'art. Quand elle sera finie, vous
garderez dans des bouteilles le tiers
ou le quart de cette liqueur vineuse
bien claire. Et du surplus vous distil-
lerez l'esprit, le rectifirez & le garderez, & le flegme separément. Vous
passerez tout le résidu par le Sas, garderez tout, à l'exeption de l'Antimoine & du Mercure que vous ôterez
comme dorénavant inutiles. Vous dis-
tillerez pareillement le résidu humide jusqu'à consistance de gomme ; &
vous joindrez à tout ce flegme celuy
qui vous est demeuré de la rectification de l'esprit, & le garderez. Vous
seicherez & brûlerez les matieres qui

auront resté sur le Sas, pour en avoir les cendres, brûlant aussi avec ou séparément encore du Gayac ou du Boüis, afin d'en avoir une plus grande quantité ; & avec une partie du flegme, dont vous garderez le surplus dans des bouteilles de verre ou de terre bien bouchées, vous en tirerez le Sel par lexiviation, lequel vous garderez. Puis avec l'Esprit vous tirerez la teinture de cet extrait ou gomme, & vous les garderez ensemble pareillement ; & enfin vous broyerez sur le marbre partie égale de Sublimé doux bien préparé avec vôtre Sel, & vous le mettrez à la cave fondre en huile par défaillance ; & en cas qu'il reste du Mercure qui ne soit pas fondu, vous le rebroyerez avec d'autre semblable Sel, & remettrez en défaillance. Voilà les Remedes, & voicy l'usage : auquel effet il faut avoir pesé vôtre Sublimé doux & vôtre Sel pour en sçavoir la quantité, afin de regler les dozes.

Nota.

L'on peut faire tant le Sel qu'on voudra avec des cendres de boüis seulemét qui suffira.

Nota.

VSAGE.

IL faut prendre tous les matins à
jeun une ou deux cuillerées de l'Esprit chargé de sa teinture, avec assez
de la liqueur mercurielle pour qu'il y
entre sept ou huit grains du Sublimé
doux, outre & non compris le poids
du Sel avec lequel il a été diffous : & si
cette composition est trop forte, on
pourra la temperer avec un peu de
flegme selon l'état de la maladie & la
disposition du malade, qui se tiendra
trois ou quatre heures au lit tâchant
de provoquer la sueur ; puis prendre
un boüillon à l'ordinaire. Deux heures aprés dîné, il faudra prendre une
pareille doze, & souper legerement.

Si on a soif entre les repas, on boira du flegme dans lequel on aura mis
une moitié de la composition vineuse
que l'on aura gardée exprés sans distiller ; afin que ne beuvant autre chose (sinon un peu de vin aux repas) la
Nature attire plus intimement la vertu
des Remedes : lesquels il faut continuer quinze, vingt ou trente jours, &

enfin jufques à guérifon parfaite. Elle
avancera encore davantage en fe pur-
geant une ou deux fois la femaine avec
la Colloquinte & la Scamonée préparées par la methode de ce Livre.
L'addition de ce Mercure eft un grand
myftere, ne caufant point ainfi de flux
de bouche ny aucunes autres incommoditez. De forte que ce Remede
complet eft un des plus faciles & des
plus efficaces que l'on ait vû jufqu'à
prefent, & le fecours particulier de
celuy de Mr d'Acqueville n'y eft nulle-
ment neceffaire. Il arrête d'abord tous
les Symptomes, comme douleurs, in-
quiétudes noⒸures, infomnies, maux
de tête, &c. Et fait fortir les Nodus
& les diffipe. Il fait mieux en Eté qu'en
hyver, & quand on procure la fueur
le matin que quand on ne la procure
pas. S'il reftoit neanmoins quelque im-
preffion du Mercure, il faudroit faire
prendre aprés l'ufage des Remedes
pendant fept ou huit jours, quatre,
fix ou huit goutes d'Efprit de Sel dans
un boüillon ou dans du vin à jeun :
C'eft le correⒸif du Mercure, & prendre enfuite, fi l'on veut pendant huit

R iiij

.ou quinze jours le matin à jeun une doze de poudre , ou pour le mieux d'Effence de Viperes. Il n'y a point de Verolle que cela n'emporte.

Quand il y a des Ulceres, on les nettoye de plufieurs manieres ; foit en y appliquant le Précipité rouge , avec les Supuratifs , foit par l'ufage de l'E-gypciac feul ou mêlé du Supuratif & de Précipité joints enfemble ou feparé-ment : ou bien encore en diffolvant une once ou deux d'Egypciac dans un verre d'eau de Forge de Maréchal ; & tout étant bien broüillé y tremper des linges & des Plumaceaux & les ap-pliquer fur les Ulceres. Cette eau de Forge avec l'Egipciac fait des merveil-les fur les Phimofis.

Pour les Poreaux & les Calofitez des parties & du fondement qui ne font pas ouverts ny ulcerez ; il faut les entamer un peu fur la fuperficie avec le rafoir & couper les Poreaux, & aprés y avoir appliqué de la poudre de Sabine pour arrêter le fang,on y appli-que le lendemain un peu de poudre d'Orpiment préparé , comme il va être enfeigné. Cette poudre ne fait point de douleur ou tres-peu, & tuë le venin de l'Ulcere. Aprés quoy on y met l'Egypciac avec le Supuratif pour faire fondre. Cecy n'est que pour les personnes perduës: L'Egypciac seul ou mêlé du Supuratif, ou dissous dans l'eau de Forge, fait aux autres tout ce qu'on peut désirer, avec l'usage interne des autres Remedes.

La Préparation de l'Egypciac & du Précipité se trouvent communément dans les Livres: Voicy celle de l'Orpiment pour les Ulceres, les Poreaux & les Ca'ositez des parties & du fondement.

Nota.

Il faut mêler une livre de Sel Nitre avec autant de Tartre en poudre; & les ayant mis dans un creuset, y mettre le feu avec un charbon allumé, & laisser tout détonner. Pesez ensuite le Sel qui reste, pulverisez-le chaudement, mêlez-le avec autant d'Orpiment en poudre, mettez le tout ensemble dans un creuset, couvrez-le d'une tuille ou brique, donnez le feu doucement par degrez pendant demy quart-d heure, tant que tout fonde ensemble; & sur la fin feu tres fort; &

c'eſt fait. Caſſez le creuſet, faites diſſoudre tout le Sel dans de l'eau, la
poudre d'Orpiment reſtera au fond. Il
faut bien l'adoucir par pluſieurs lo-
tions d'eau, tant qu'elle ne ſoit plus
ſalée. C'eſt un Cauſtique potentiel tres-
doux & tres-efficace pour tuer le venin des Ulceres. L'eau dont on a diſ-
ſoûs le Sel y eſt auſſi tres-bonne, en
la rendant aſſez foible pour qu'elle ne
faſſe pas de douleur cuiſante. On y
trempe des compreſſes qu'on applique
ſur les Ulceres ouverts ; & ſi on y
diſſoût de l'Egyptiac, comme l'on fait
dans de l'eau de Forge, elle fait beaucoup mieux, la temperant aſſez pour
qu'elle ne ſoit pas trop douloureuſe ;
l'uſage l'apprend en un moment.

VOILA AUSSI UNE ESPECE d'Essence pour les Ulceres Veneriens, l'Excoriation & les Ulceres du Penis.

ENcens mâle, Storax, Calaminthe, Baume noir, Benjoin, Mirrhe, Aloës succotrin, Ambre gris, Angelique odorante, Musc, Hypericon; l'on tire du tout, chacun à part, les teintures, avec de l'Esprit de vin; on mêle ensuite ces teintures, & on en touche & seringue les Ulceres.

POUR L'ARDEUR D'URINE ou Gonorée récente.

SAignez le malade, s'il est en état de cela; puis faites-luy prendre pendant cinq ou six jours ou jusqu'à ce que l'inflammation soit tout à fait cessée, de l'émulsion suivante. Doze pour deux fois, des quatre semences froides six gros, deux gros de semence de Pavot, Eau d'orge demy livre, une once d'Eau rose, Sirop violat deux onces ; le tout preparé en émulsion. Aprés l'ufage de laquelle vous donnerez le Remede fuivant.

Faites boüillir deux gros de Tamarins dans deux pintes de vin blanc à la diminution du quart. Et dans cette teinture faites infufer une once de bon Sené, Regliffe, Rofes rouges, Graine de Corriande, chacun deux gros, & en faites prendre deux ou trois verres par jour ; enfuite purgez le malade une fois feulement avec la Coloquinte & la Scamonée preparée felon la méthode de ce Livre.

POUR LA GONORE'E virulante & inveterée.

FAites faire ufage au malade du Remede Venerien, jufqu'à ce que la matiere foit blanche & d'une bonne épaiffeur : puis fervez vous de l'Aftringent cy-aprés.

Ecorce de Grenade, Sental Citrin, Mirabolans en égale quantité ; faites boüillir dans de l'eau & la paffez : & dans un demy verre de cette colature, mettez un demy verre d'eau de Plantin, puis dans ce verre mettez un demy gros de Bol d'Armenie & autant de terre figillée en poudre tres-fubtile. Faites-en faire ufage au Malade à jeun pendant trois ou quatre jours ou plus s'il eft neceffaire.

POUR LES CHANCRES
& Bubons.

FAites ufer du même Remede Venerien, felon que la neceffité le requierrera. Puis traitez d'ailleurs le Malade à l'ordinaire felon l'art ; la capacité & l'experience du Chirurgien fatisferont au refte.

J'ay dit dans mon Avertiffement qu'on peut rendre la méthode de ce Livre comme univerfelle, en tirant d'Etmuler ou femblables Auteurs avec choix & difcretion, la connoif-fance des Remedes propres à chaque maladie. En voicy l'exemple pour les maux Veneriens, où tous ceux qu'on y employe font confer-

mentez : Vanhelmont & l'ufage ap-
prouvant la conjonction & le mélange
des Médicamens, qui ont la vertu de
contribuer à la guérifon des mêmes
infirmitez en exaltant reciproquement
leurs proprietez fuivant le Chapitre
huit de ce Livre. L'experience n'en
eft pas difficile.

Je voudrois mettre vingt livres
de Miel & cinq livres de Mâne a-
vec cinq livres de raifins fecs, en
fermentation dans deux cens livres
d'eau. Et quand tout feroit bien en
mouvement, y jetter peu à peu de la
poudre groffiere mêlée de toutes les
drogues cy - aprés ; Antimoine crû,
Mercure vif, Alun de roche, Criftal
mineral, Salpêtre fin, Creme de Tartre, lie de vin feche, fuye en maffe
luifante, écorce & bois de Boüis, é-
corce & bois de Genévre, écorce &
bois de racine de Chefne, & de Frefne, & de Gayac, & de Saffafras ; écorces de Grenades, Santal Citrin, Bayes
de Laurier, pommes de Pin & de Ci-
prés, cocques de Noix, Racines d'Ef-
chine, Salfepareille, Bardanne, Tor-
mentille, Fumeterre, Cariofilata, Per-

ſicaria Maculata, Spicanardy, Helebore noir, Polipode, Jalap, Turbith,
Sené de Levant, Coloquinte, Hermo-
dactes, Aloës, Succotrin, Scamonée,
Gomme guttc, Anis, Canelle, Gero-
fle, Ana une livre, poudre de·Licor-
ne quatre livres, & de Viperes quatre livres, ou ſi l'on ne peut avoir toutes ces drogues prendre toutes celles
qu'on pourra recouvrer.

Et quand la fermentation ſera finie
diſtiller l'Eſprit & le garder à part,
puis paſſer le Reſidu par le Sas, évaporer l'humidité de la liqueur juſqu'à
conſiſtance d'Opiate. En tirer la teinture avec l'Eſprit ; & les garder enſemble, brûler le reſte avec ce qui ſera demeuré ſur le Sas pour en avoir
la cendre & en tirer le Sel par lexiviation. Broyer le Sel ſur le marbre
avec autant peſant de bon Sublimé
doux, les mettre en défaillance à la
cave. Et ſi le Sel ne ſuffit en ajouter
de cendre de Boüis. Garder cette Huile à part pour la mêler avec l'eſprit
& la teinture à meſure qu'on en aura beſoin ; obſervant que la doze de
l'Huile ſoit telle qu'il y entre ſept ou

huit grains de Mercure à chaque fois,
outre le Sel, & que la doze de la teinture foit d'une cuillerée ou deux dans
un verre de la Ptifanne fuivante, foir
& matin, plus ou moins felon les
forces du Malade, l'état de la maladie, l'effet du Remede & la prudence du Medecin, pendant vingt,
trente ou quarante jours ; & enfin jufqu'à guérifon parfaite.

PTISANE.

ORge, Ofeille, Mauves, Guimau-
ves, Fraifier, Chardon-beny, Ar-
refte-Bœuf, Nenufar, Buglofe, Bou-
rache, Chien dent, Plantin, Violette,
Aigremoine, Chicorée fauvage, Pif-
fenlit, Reglife ; du tout ou de ce
que l'on pourra recouvrer ; Ana une
poignée dans feize livres d'eau boüillie jufqu'à la confomption du quart
ou du tiers à l'ordinaire.

Ce Remede complet doit évacuer
doucement le venin par toutes les
voyes, autre que celle de la Salivation,
& empêcher les incommoditez & les
accidens du Mercure infailliblement.

Il est facile de faire de même pour les Goutes, les Cancers, les Loups, les Ecroüelles, la Lepre, le Scorbut, la Pleuresie, la Paralisie, l'Apoplexie, la Létargie, l'Epilepsie, la Pierre, la Gravelle, les Fiévres & la plus grande partie des Maladies.

IDE'E OU EXPERIENCE,

que la mort de mon Frere a laissée imparfaite ; pour la préparation du Corail, des Perles & semblables matieres, &c.

Comme la fermentation est la voye naturelle pour ouvrir les Corps, ainsi qu'il est montré par toutes les experiences de ce Livre ; il est visible qu'il n'est question que de les fermenter pour en tirer les substances essentielles par la separation de leurs fèces & terrestreitez, qui sont proprement leurs ordens & leurs excremens. Tout le mystere consiste donc à mettre les corps en fermentation. Mais la difficulté est de bien

S

connoître les levains propres à exciter
les Corps durs & compactes & à les
mettre en mouvement. Celuy de la
Mâne & du Miel nous a semblé pouvoir faire quelque alteration naturelle
sur les Coraux & sur les Perles, en
jettant peu à peu de leur poudre impalpable dans la fermentation actuel-
le de ces matieres. Et de fait elle s'en
augmente & dure beaucoup plus long-
tems, jusques à environ trois mois,
presque sans intermission; quoique
quelquefois elle cesse un peu pour re-
commencer de nouveau en remuant
les matieres. Cela fait sensiblement
connoître que le Corail & la Nacre,
ou les Perles participent à cette action, & y communiquent de leur
vertu; sans toutesfois y mêler de leur
substance, ou si peu qu'elle n'en paroît aucunement diminué. C'est néanmoins une raison Phisique pour conclure, que l'esprit tiré de cette fermentation doit avoir quelques ingrés
dans le Residu des matieres doucement évaporées jusqu'à siccité; & que
les digerant & circulant ensemble, il
en doit tirer une teinture qui ne sera

pas commune & peu précieuse.

Mais outre que par cette même voye on peut facilement préparer un tres-grand & tres excellent Remede avec le sang, l'urine & les excremens *Nota* humains confermentez & poussez à la perfection que ce livre enseigne au Chapitre 7. qui contient la préparation des Animaux, il est palpable qu'en y mettant de la poudre de Corail ou de Perle; ou de l'une & de l'autre ensemble, les Sels humains agissant dessus dans cette action naturelle en ouvriront du moins une partie, la volatiliseront & se l'uniront. Puis le reste de la teinture qui demeurera mêlé avec les Fêces & le Sel fixe des excremens, pourra être digeré, circulé, volatilisé & uni à cet Esprit par luy-même, de la maniere qu'il est enseigné pour les Viperes & pour l'Essence parfaite de la Mâne. En verité, cela doit-il être indifferent aux curieux & aux habiles gens, aux Princes & aux grands-Seigneurs? L'excellence d'un tel Remede n'est-elle pas toute évidente & toute assurée, du moins n'est-il pas certain que c'est un grand diſſolvant pour la Medecine & pour la préparation des plus beaux Remedes ?

Le Sel de Tartre volatiliſé, diſent Paracelſe & Vanhelmont, eſt ſubſtitué à l'Alkaeſt qui eſt le diſſolvant univerſel inconnu. N'eſt-il pas clair qu'en procedant comme au Chapitre de la Mâne ſur vingt livres de Mouſt, une livre d'Eſprit de vin, une livre d'Eſprit de Vinaigre, une livre de Sel de Tartre, artiſtement confermentez, diſtillez, ſeparez, cohobez, circulez, rectifiez; vous aurez un Eſprit qui contiend a ſans doute vôtre Sel de Tartre volatiliſé. Du moins en confermentant avec toutes ces ſubſtances, du Corail, des Perles, de l'Antimoine, du Vitriol, ou de ſemblables matieres; n'eſt-il pas conſtant que vous en tirerez par un procedé bien obſervé des teintures d'une excellence & d'une efficacité extraordinaire. En voilà beaucoup en peu de paroles, que les Sçavans pourront, s'il leur plaît, rectifier & perfectionner.

Nota.

ESSENCE DE PAIN ET
de Vin.

Aites rotir au feu cinq ou six livres
du meilleur pain blanc de Froment, émietez-le croûte & mie, &
l'imbibez seulement avec du meilleur
vin blanc, dans un matras que vous
lutterez & mettrez en digestion pendant un mois dans du fumier bien
chaud. Aprés quoi vous mettrez sur
le matras un Chapiteau, auquel vous
adapterez un recipiant, luttez bien les
vaisseaux, & distillez à feu lent. L'on
donne de cette liqueur dans toutes
les maladies désesperées & même aux
agonisans, une demie once soir & matin ; & l'on en voit des effets qui sur-
passent tout ce que l'on en peut dire.

AUTREMENT.

AU lieu de simple vin, imbibez
le pain preparé comme dessus,
avec l'Esprit de vin mêlé d'Huile de

Vitriol, Ana. Aprés la digeſtion diſtillez l'Eſprit & l'Huile ; puis ſeparez
l'Eſprit au bain, & vous en ſervez.

La perfeǰion de cette Eſſence, quoique fort ſimple, eſt une preuve con-
vainquante que la fermentation réïte-
rée, (car la digeſtion, la putrefaǰion,
la circulation, &c. Sont des eſpeces de
fermentation) eſt comme nous avons
dit la voye & la méthode naturelle
d'exalter la vertu & la proprieté des
Médicamens.

Nota.

ESSENCE PÀRFAITE DE
Genévre, au deffaut de Cedre, que Vanhelmont dit être une eſ-pece d'arbre de vie.

Gardez dans un vaiſſeau ouvert
pendant tout l'Hyver des graines ou bayes de Genévre meûres,
pour en faire ainſi perfeǰionner la
maturité ; & à la fin de l'Hyver arra-
chez des plus groſſes & principales
racines dudit arbre, & les gardez a-
vec leur écorce en lieu ſec ; & quand

le Genévre commence à pousser, cou-
pez-en des plus beaux arbres en quantité suffisante pour la proportion cy-
aprés, & en gardez le corps & les
principales branches avec l'écorce.

R. De ces Bayes choisies & mon-
dées six livres pesant, Racine avec
l'écorce deux livres, Tronc avec l'é-
corce quatre livres, pilez le fruit, &
rapez le bois pour le réduire avec l'é-
corce en poudre grossiere. Mettez le
tout ensemble dans vingt-cinq livres
d'eau en bonne fermentation avec cinq
livres de Miel. Et quand la fermentation sera finie, distillez à l'alambic
jusqu'à ce que l'Esprit, le Flegme &
l'Huile soient passez, c'est à dire jusqu'à parfaite siccité. Puis broyez le
reste, & en tirez l'Huile fixe par la
cornuë. Brûlez le Residu pour en tirer le Sel des cendres avec le Flegme
par lexiviation ; auquel effet vous aurez rectifié vôtre Esprit & vôtre Huile volatile, en les separant du Flegme
par distillations réiterées, & les gar-
dant à part ; puis circulez le Sel, toute
l'Huile & l'Esprit, pour en faire une
parfaite Essence de Genévre ; comme

il eſt enſeigné aux Chapitres des Viperes & de la Mâne. Et cette Eſſence ſupplée ſelon Etmuler aprés Vanhelmont à celle de Cedre; qu'il prétend être une eſpece d'arbre de vie à
cauſe de ſont incorruptibilité.

VAPEURS

DAns le Chapitre 4. de la pratique de ce Livre où mon Frere a
parlé des Vapeurs des Femmes & des
Remedes qui y ſont propres; il a ren-
voyé le Lecteur au Chapitre *de Conceptis* de Vanhelmont. Mais parce que
tous ceux qui pourront lire celuy-cy
n'auront pas lors celuy de Vanhelmont
à la main; & que ces Vapeurs ſont
des maux tres-frequens & tres-fa-
cheux j'ay crû faire plaiſir aux Malades
& aux Chirurgiens de la Campagne
de raporter icy ceux des Remedes que
cet Auteur enſeigne, qui ſe peuvent
facilement trouver.

1. L'Aurone, la Sauge & la Rhuë,
dit-il, diſſipent les Vapeurs qui ont
pris leur commencement par l'idée de
la peur.

L'Armoiſe,

2. L'Armoise, l'Ortie blanche, & le Marube noir dit balloté, sont propres contre celles qui procedent de l'affliction & du chagrin.

3. L'Assa Fœtida, & le Castoreum; contre les Vapeurs causées par la colere.

4. L'herbe au Chat, dire Nepetha, la Valeriane & Ladiantum ou Capillus Veneris; contre celles qui viennent des idées de la haine.

5. L'Hypericon ou Millepertuis dans les idées de fureur.

6. L'Agnus Castus & l'Ambre jaune contre les Vapeurs qui procedent des idées Veneriennes ou de l'Amour.

7. Et pour Remedes comme univer-sels en ce genre; c'est à dire propres contre toutes ces especes de Vapeurs; cet Auteur ajoute la teinture volatile de Corail; l'Essence d'Ambre jaune; l'Essence de Gagate, qui est une espece de Bitume terrestre & d'Ambre noir: L'arriere-faix d'un premier né, & la poudre de Fiels de Viperes, ou à deffaut d'autres Serpens, ou d'Anguilles.

Les differentes préparations de ces

Nota.

T

Remedes, que Vanhelmont n'a point enseignées, sont faciles à faire sur les principes, & par la méthode de ce Livre.

Il est pareillement facile de comprendre que la plûpart de ces Remedes se mêlent dans les lavemens, s'introduisent dans le Vagina, & se prennent par la bouche, les uns d'une façon, les autres de l'autre; la plûpart de toutes les manieres, que le Chirurgien le moins experimenté peut assez distinguer. Voyez ce Livre. Chap. 4. de la deuxiéme partie.

Si je ne donne point de raisons Physiques de ce que j'ajoute de mon chef au Livre de mon Frere; c'est parce que les Sçavans verront bien qu'elles y sont suffisamment expliquées dans leurs principes; & parce que je n'ay pas crû devoir entrer en une discussion qui n'appartient qu'aux Docteurs de Medecine.

FIN

TABLE

DES MALADIES ET DES
Remedes contenuës dans cet Ouvrage.

A

B

C

T iij

N

V.

FIN.

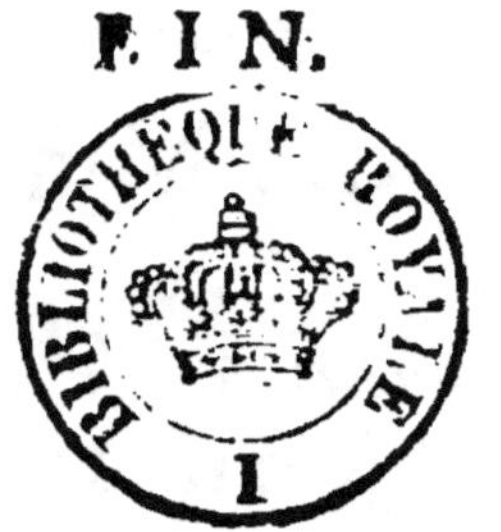

PRESERVATIFS

ET

REMEDES

UNIVERSELS,

Tirez des Animaux, des Vegetaux,
& des Mineraux.

Ouvrage Posthume de défunt Monsieur
L'ABBE' ROUSSEAU, *Medecin du*
Roy, & cy-devant connu sous le nom de
Capucin du Louvre.

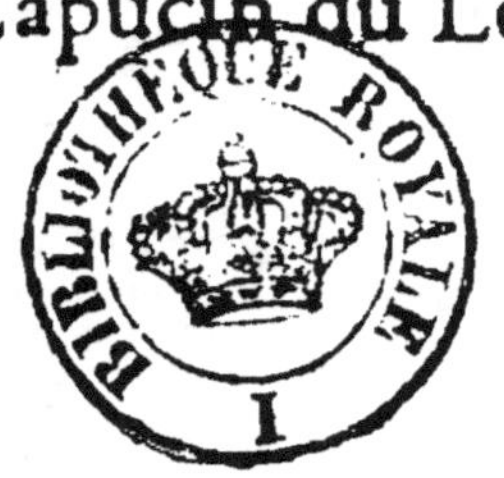

AVIS DU LIBRAIRE AU LECTEUR.

LEs plus celebres Medecins de l'antiquité avoient pris un soin tout particulier de cacher leurs Remedes au public sous des termes & des signes qui n'étoient connus qu'aux plus grands Philosophes. Ils étoient jaloux de leurs Secrets ; & croyoient que les meilleures choses deviennent méprisables à mesure qu'elles se rendent communes. Ce n'est pas ainsi que raisonnoit feu Monsieur l'Abbé Rousseau, autrefois si connu sous le nom de Capucin du Louvre, & par son profond sçavoir dans la Medecine, & dans les autres Sciences. Sa charité étoit trop grande pour cacher ou

rendre misterieux un Art si necessaire au Public. Vous verrez par ce
petit Traité, qui n'est qu'un extrait de quelques-uns de ses Ouvrages, dont M. de la Grange-
Rouge son frere a bien voulu vous
faire present ; comme il a deve-
lopé les mysteres des sçavans Chimistes.

Il fait voir dans cet Ouvrage
qu'il y a des Remedes universels ;
& ce qu'il faut entendre par Remede universel.

Il ne prétend pas que les Remedes universels rendent l'homme
immortel ; mais qu'ils guérissent
toutes les maladies humorales en
pacifiant l'Archée irrité, & en fortifiant les esprits languissans.

On y verra un Remede naturel ;
qui est un élixir parfait, une quin-
tessence specifique, & une semence
vitale propre à reparer les esprits
dissipez, à multiplier les principes

radicaux, à rajeunir les vieillards
& à prolonger leurs jours.

Vous y trouverez un précipité
Diaphoretique, qui guerit toutes
sortes de fiévres d'une seule prise;
même l'étique, les cancers, les lou-
pes, les gangrennes, les ulceres
externes & internes, l'hydropisie,
l'asthme, & toutes les maladies
chroniques.

Vous y apprendrez les sages précautions qu'il faut prendre pour
guerir les maladies; & sans lesquelles l'Archée s'échauffe davantage, refuse les Remedes & augmente l'idée qui fait son mal.

Vous y trouverez la Pierre admirable de Basile Valentin; qui guérit les vertiges; la difficulté de
respirer, & toutes les maladies qui
proviennent du poumon. Elle guerit aussi les maladies honteuses, la
peste, la jaunisse, l'hydropisie, toutes sortes de fiévres, & le poison.

Elle fortifie tous les membres , le cerveau , la teste , l'eſtomach , & le foye : elle purifie le ſang , rompt la pierre , provoque l'urine , arrête & pouſſe les menſtruës , rend les femmes fecondes , guerit les ſuffocations de mere , les fiſtules , les os cariez , & les ulceres corroſifs.

Enfin vous y verrez la compoſition de l'incomparable pierre de Butler ; qui guérit preſque toutes les maladies en la touchant avec le bout de la langue , ou en avalant l'huile dans laquelle elle aura trempé quelque temps.

AVERTISSEMENT

En forme de Réponse.

Par Monsieur de la Grange-Rouge, Avocat au Parlement, frere de défunt Monsieur l'Abbé Rousseau, qui étoit Confrere de Monsieur l'Abbé Aignan ; à une Période de la Lettre d'un Anonyme touchant les belles découvertes & la grande capacité de Monsieur Aignan, inserée dans le Mercure Galant du mois d'Aouſt 1699. imprimé à Nantes, page 41.

VOICI LES TERMES DE CETTE PERIODE.

Il promet (Monſieur Aignan) de nous donner la compoſition du veritable Baume tranquille, que luy ſeul a découvert ; & qu'on a falſifié dans des Ecrits donnez au public ſous un nom emprunté, &c.

ã iiij,

A L'exception des plus grands génies, peu de perſonnes connoiſſent mieux que moy les rares talens de Monſieur l'Abbé Aignan. La ſcience que j'ay de ſes Principes, qui étoient communs à mon Frere & à moy, jointe à l'heureuſe experience que j'en ay faite dans les deux grandes maladies dont il m'a charitablement tiré aprés la mort de mon Frere ; & la parfaite reconnoiſſance que je luy en dois & que j'en conſerveray le reſte de ma vie, m'engagent à publier de toutes manieres la capacité, le mérite & la charité de cet illuſtre & fameux Docteur.

Je ſçay qu'il eſt capable de tout ce qui eſt contenu dans la Lettre de l'Anonime, & encore davantage, qu'il peut perfectionner mieux que perſonne, & porter au plus haut point d'efficacité le Baume tranquille, & qu'il peut même en inventer d'une compoſition nouvelle, & une infinité de Remedes extraordinaires. A Dieu ne

plaife que j'aye l'ingratitude & la témerité de vouloir obfurcir ou rabaif-
fer, & moins encore luy ravir la gloire dont il eft fi digne.

Mais je le fupplie de me permettre
de me plaindre de cet Anonyme, bien
plus pour l'honneur de la memoire
de mon Frere, qui m'eft fi chere, &
où Monfieur Aignan eft luy-même fi
intereffé, que pour le mien propre; &
de luy déclarer & à tout le monde,
non pas en anonyme, comme il a fait,
mais en faifant publiquement fçavoir
mon nom & ma demeure; que non-
feulement je n'ay point falfifié, comme
il le fuppofe indignement, la compofition du Baume tranquille, inventé
par mon Frere; mais que je l'ay donné au Public fous le nom de Monfieur
l'Abbé Rouffeau fon veritable auteur,
avec les autres Secrets qu'il m'a laiffez,
tels qu'il les luy avoit luy-même defti-
nez; qu'il me les a communiquez, &
qu'ils font écrits de fa propre main,
fans aucune alteration, dans l'Original de fon Livre, que je garde pré-
cieufement.

Plufieurs perfonnes de probité fça-

AVERTISSEMENT.

vent, que je ne l'ay même fait imprimer, que pour satisfaire à l'intention & au zele charitable du défunt.

Si l'Auteur de cette Epître avoit un peu plus prudemment moderé le sien, & voulu s'éclaircir de cette verité, il auroit pû prendre la peine de faire une assez agreable promenade à la Grange-Rouge, proche Montbason, qui est en petit un des plus beaux endroits de la Touraine, avant que de s'exposer si témerairement à insulter à la memoire d'un aussi illustre défunt que Monsieur l'Abbé Rousseau, & à accuser faussement, pour ne pas dire davantage, la sincerité d'un homme pupliquement reconnu pour incapable de supposer.

On luy auroit montré avec plaisir ce sçavant Original, on n'en refuse la communication à personne; & s'il est capable d'en penetrer certains endroits, on luy auroit, comme on a fait à beaucoup d'autres, donné des lumieres pour approfondir les plus difficiles, & pour en faire (s'il est en état & d'assez bonne volonté) d'utiles expériences. En voicy des idées, dont

AVERTISSEMENT.

j'espere que les Sçavans me sçauront
bon gré, & à la faveur desquelles il
sera facile de connoître, que si l'on
veut envier à défunt Monsieur l'Abbé
Rousseau l'honneur de l'invention du
Baume tranquille contenu dans son
Livre, & des principes dont il est
remply, je seray en droit de me récrier pour sa memoire, & de publier, *Sic vos non vobis*, *&c.* Mais les
Habiles connoissent assez par sa seule
lecture, que la force de la science
qu'il contient ne peut proceder que
du fond même de son veritable Auteur.

TABLE
DES CHAPITRES.

Fin de la Table.

PRE-

PReSERVATIFS
ET
REMEDES
UNIVERSELS.

CHAPITRE PREMIER.

*Qu'il y a des Remedes universels ; & ce
qu'il faut entendre par Remede
universel.*

I l'on n'avoit jamais ny vû
ny entendu parler de reſſort,
de teinture, de verre, de
criſtal, de ſel, de ſalpêtre,
d'eau forte, de poudre à canon, &
de tant d'autres merveilles que l'Art
tire de la Nature, ou qu'il luy aide

A

à produire; pourroit-on croire qu'il fût feulement poffible de les inventer?

Il ne faut donc pas fi facilement difconvenir des chofes extraordinaires qui paffent nos idées, quand les Sages nous affurent de leur réalité. Ne feroit-ce pas être auffi imprudent de les rejetter, parce qu'elles ne font pas encore venuës à nôtre connoiffance, que témeraire de les condamner, parce que nous defefperons d'y atteindre; au contraire, l'excellence du fujet & le témoignage des Sçavans, ne doivent-ils pas relever nôtre courage, & nous animer à la recherche de ce qui n'a pû échapper à leur fagacité?

Mais pour établir la verité des Remedes univerfels, il feroit inutile de recourir à l'autorité des grands Philofophes & des Medecins extraordinaires qui n'en ont écrit qu'énigmatiquement: les efprits préoccupez n'en feroient que plus fortement confirmez dans leurs préventions. Attachons-nous plutôt aux Docteurs ordinaires de la Medecine; & voyons comme ils en parlent.

Nous ne doutons pas, difent *Lu-dovicus* & fes Commentateurs, qu'il n'y ait des remedes d'une excellence particuliere, capables de fortifier puiffamment, & de purifier en même temps toutes les fubftances du corps humain, & par ce moyen de le garantir & le tirer d'une infinité de maladies : *Differt.* 1. *de feleétu remediorum*, pag. 56. *Credimus dari poffe arcanum aliquod, infigne totius corroborativum, vel mundificativum ; complurium morborum folamen, &c.* Et nous ne difconvenons pas des vertus, fagement attribuées à quelques grands fecrets, tels que font les Panacées, les Mercures des Philofophes, les quinteffences de Venus, l'or potable, & femblables ; en les préparant fcientifiquement, & les adminiftrant avec circonfpection chacun felon fa proprieté.

Mais nous ne prétendons pas approuver indifferemment tous ces prétendus fecrets que les Charlatans exaltent infiniment au deffus de leurs qualitez pour en tirer un gain fordide ; & que les perfonnes qui n'ont

pas affez de connoiffance de la Medecine, s'imaginent crédulement, &
quelquefois funeftement, avoir des
vertus & des proprietez univerfelles;
quoique fouvent leur excellence prétenduë ne confifte que dans la difficulté de la recherche & de la dépenfe, ou
tout au plus (quand l'hyperbole & le
leurre font levez) dans une vertu fimple & foible , comme celle
de la tifanne d'orge qui convient à
toutes les fiévres; ou dans une qualité commune aux diaphoretiques,
aux aperitifs, ou aux aftringens ufuels
& ordinaires.

Ce font les termes de *Ludovicus*;
& voicy ceux de fes Commentateurs
Wolffgangus, *Wedelius*, & *Ettmulle-*
rus : Differtation premiere du choix
des Remedes.

L'ignorance du peuple & la mauvaife application qu'on a faite des
grands remedes, a rendu le nom même de Panacée ou Remede univerfel,
odieux & ridicule. Cette ignorance
vient de ce que le peuple ne connoif-
fant pas affez la force & la nature des
remedes, il en admire les effets par-

ticuliers , & leur attribuë aussi-tôt des
qualitez universelles : puis au seul
nom de Panacée on s'en sert indifferemment , sans distinction de temps
& de circonstances , & par une mauvaise application on en reçoit plus de
mal que l'on n'en esperoit de soulagement.

C'est pourquoy il est à propos d'é-
claircir ce que c'est, & ce que l'on
doit entendre par Remede universel,
afin que l'on ne s'imagine pas qu'un
tel remede puisse indifferemment guerir tous les défauts du corps humain.
Quelle erreur de prétendre par ce
moyen guerir les blessures , les fractu-
res , les luxations , & semblables accidens qui demandent necessairement
l'operation de la main & le secours
de la Chirurgie ?

Par consequent la vertu des Remedes universels ne peut être raisonnablement étenduë qu'aux maladies dont
Hypocrate a voulu parler par cet A-
phorisme ; *Natura morborum medica-
trix* ; c'est la nature même qui guerit
les maladies. Aussi l'effet de quelque
Panacée que ce soit ne consiste - t'il

qu'à augmenter les forces de la nature, ou à corriger les caufes occafion-
nelles des maladies ; d'où il s'enfuit
qu'un remede univerfel n'eft propre
qu'à celles qui viennent des caufes internes : encore ne faut-il pas prétendre exclure l'ufage de tout autre remede ; au contraire , les remedes ge-
neraux doivent toujours préceder
comme des préparatifs neceffaires ; &
le regime de vivre doit toujours être
prefcrit & obfervé felon les regles de
la dicte. Bien davantage , il faut
dans l'adminiftration même des remedes univerfels avoir égard à la difference du fexe, & de l'âge, & les rendre
propres & fpecifiques autant qu'il eft
poffible par le mélange & l'union des
remedes particuliers. Ce n'eft , dit
Ettmul. *cap. 3. de auxiliis* , qu'à faute
d'obferver exactement toutes ces précautions , que les fpecifiques tres-
éprouvez & d'ailleurs infaillibles deviennent inefficaces.

Enfin , en fe formant l'idée d'un
remede univerfel, il ne faut pas s'i-
maginer qu'il puiffe neceffairement &
infailliblement guerir toutes fortes

de maux & rendre l'homme immortel : c'eſt une penſée contraire au bon
ſens ; mais l'on peut raiſonnablement
aſſurer, qu'avec les préparations re-
quiſes & les circonſtances neceſſaires,
telles que les forces de la nature n'en
ſoient point opprimées, ny la vertu
du remede introvertie ; le remede
univerſel aura infailliblement ſon effet, & guerira quelque maladie que
ce ſoit. De même que le jalap qui eſt
purgatif, ne purge pourtant point,
ſi l'infuſion n'eſt faite dans un menſtruë convenable & approprié ; c'eſt
l'eſprit de vin, & non pas l'eau, ou
ſimplement le vin à cauſe du flegme
abondant qu'il contient : parce que la
vertu purgative du jalap reſide en ſa
réſine ; pour la diſſolution de laquelle il faut un diſſolvant ſpiritueux
& non aqueux. Ettmul. *tom.* 2. *Schro-*
deri dilucidati Phitologia, ſeu regn. ve-
getab. claſſ. 3. *pag.* 226. Le jalap eſt
pourtant purgatif en quelque menſtruë qu'on le mêle, mais on n'en
ſçauroit tirer la réſine qu'avec 'l'eſprit de vin rectifié ; c'eſt alors un purgatif violent, qui ne ſe donne qu'en

A iiij.

petite quantité & mêlé avec d'autres purgatifs.

De sorte que pour bien connoître la vertu essentielle des remedes universels, il faut remarquer que toute maladie a deux causes, la formelle & la materielle, ou occasionnelle ; & que l'une ou l'autre cessant, l'effet cesse. Or la cause formelle, efficiente & prochaine de toutes les maladies sont les esprits ; c'est-à-dire, le principe vital qui est la premiere origine de la santé & de la maladie : lequel étant détruit par la mort ; maladie, santé, tout cesse. L'on ne peut pas dire qu'un cadavre soit participant ny de l'un ny de l'autre. Mais ce même principe vital étant bien constitué & en parfaite œconomie, il fait merveilles : au contraire, s'il est blessé ou irrité par le trouble de l'œconomie du corps, il excite les assauts & les désordres des maladies. C'est à peu prés de même, que les vices & les défectuositez des substances contenuës dans le corps humain, sont les causes occasionnelles ou materielles des maladies. De maniere que si ces parties & ces subſtances ſont parfaitement bien ordonnées & temperées, le corps eſt en ſanté; ſi elles ſont mal temperées, l'œconomie du corps en eſt troublée.

D'où il eſt facile d'obſerver, qu'ayant égard à ces deux genres de cauſes, les Remedes univerſels ont coutume d'operer en deux manieres; l'une en pacifiant les eſprits irritez, les fortifiant & les rendant ainſi capables de corriger les cauſes materielles des maladies, & de rétablir la paix & la tranquillité de l'œconomie naturelle. Un bon uſage de l'*Opium*, par exemple, aidé de quelques autres Anodins, fait ſouvent cet effet, en calmant tous les ſimptômes les plus preſſans, en fortifiant la nature, & par ce moyen la mettant en état de chaſſer ce qui luy eſt nuiſible. Et c'eſt ainſi qu'agiſſent le ſouffre doux du vitriol de Venus, & toutes les panacées qui ont pour baſe le cinabre naturel ou le cinabre d'antimoine.

L'autre maniere de laquelle les Remedes univerſels agiſſent ſur les cauſes occaſionnelles, eſt de les temperer

en corrigeant & adouciffant l'excés
des qualitez falées, dont Hypocrate
parle, & qu'il nomme l'acide, l'amer,
l'acre, le doux, l'acerbe, &c. felon
Ettmul. *cap. 3. de auxiliis; & cap. 2.
de Medicinâ Hypocratis Chymicâ.* Et
empêchant ainfi les précipitations, les
coagulations, les effervefcences. Ce
qui fe fait d'autant plus puiffamment,
que plus ces Remedes font doüez de
vertu diaphoretique ; les diaphoretiques étant d'ordinaire les remedes naturels & fpecifiques pour procurer ces
fortes d'adouciffemens. Le Sel volatile huileux de *Sylvius* qui agit de
cette forte, eft prefque univerfel. Il
tempere toute acrimonie, il calme
tous les mouvemens défordonnez des
humeurs ; & par une douce tranfpira-
tion il purifie tout le corps. Les Mercures fixez font encore de ce genre,
adouciffant toute âcreté par le moyen
de leur fouffre extraverty & de leur
nature diaphoretique. Enfin les Sels
univerfels de l'air que l'on prépare
avec la rofée & l'eau de pluye, font
encore de cette cathegorie.

Mais fi l'une & l'autre de ces deux

vertus ; c'est-à-dire, la vertu de calmer & fortifier les esprits, & celle de temperer & purifier les humeurs concourent dans un même Remede ; sans doute que ce doit être un remede tres-universel, tels que sont les veritables Souffres naturels, métalliques fixez, lesquels temperent les puissances ou qualitez salines, & calment en même tems la fougue & l'impetuosité des esprits. La pierre de feu de Basile Valentin est de ce genre ; elle approche même beaucoup de la pierre philosophale par l'excellence de sa vertu medecinale & métallique.

Outre cette façon d'operer des Remedes par leur attouchement corporel, & par certain mélange ou application de leur tissure materielle aux parties du corps humain ; il y en a une autre, dit Ettmuller, *cap.* 3. *de auxiliis,* enseignée par Helmont, principalement dans son Traité intitulé, *In verbis, herbis & lapidibus est magna virtus.* Et cette maniere se fait sans mixtion naturelle, mais seulement par certaine influence idéale, qui fait que les Remedes guérissent,

radicalement. Cet Auteur (Helmont)
croit, que les Remedes n'operent que
dans l'eftomac, & feulement fur fon
archée : lequel à l'occafion du remede
forme diverfes idées ; felon la dire-
ction defquelles il eft conduit en la
guérifon des maladies. Il affure, de
plus, que les maladies ne viennent
que des idées vicieufes ou étrangeres
de l'eftomac ; & que les Remedes n'o-
perent qu'en éteignant ces idées é-
trangeres, ou en formant & préfen-
tant à l'archée d'autres idées contraires aux premieres comme dans un miroir ; à l'afpect defquelles nouvelles
idées, il eft rappellé au devoir de
fes fonctions naturelles, & dirigé de
certaine maniere en la guérifon des
maladies. Tout cela, dit-il, eft confirmé par une infinité de guérifons
promptes & comme fubites, qui fe
font fans aucun effet fenfible du remede ny évacuation de la matiere
morbifique, mais feulement par certaine grande émotion ou affection de
l'ame, dont l'idée conduit diverfement l'archée à la guerifon des maladies.

Tout ce difcours n'eft qu'une traduction litterale d'Ettmuler, extraite
du premier tome, chap. 3. *de auxiliis*,
& du Commentaire fur la Differtation de Ludovicus *de remediorum fe-
lectu*, tom. 2.

Mais de quelque façon que les Remedes agiffent, tous ces Auteurs
conviennent qu'il y a des Remedes
univerfels. S'ils font rares, difficiles
à découvrir & à préparer ; cela doit-
il rebuter, ou plutôt cela ne doit-il
pas animer non feulement les curieux
& les grands Philofophes, comme
étoit nô re illuftre défunt ; mais les
Academies, les Facultez, les Uni-
verfitez entieres à la pénétration & à
l'explication des énigmes des Auteurs
jaloux qui en ont écrit ; & à la recherche de la perfection & publication de ces fecours extraordinaires.
C'étoit dans le genre de la Medecine
le principal & fage objet des grands
talens que le Pere des lumieres avoit
fi liberalement difpenfez à défunt
mon frere, pour les plus profonds my-
teres de la Phyfique, de la Medecine,
& de la Theologie. En verité la Me-

decine ordinaire n'eſt-elle pas trop foible ? Quel ſecours en tire-t'on dans les grandes maladies ? N'eſt-ce pas dans les extrêmitez preſſantes que pour verifier cet Aphoriſme ; *extremis morbis extrema remedia exquiſita ſunt* ; il faut avoir recours aux grands Remedes ? Et dans les maladies ordinaires, ne feroit-on ſouvent point plus ſagement de ſe contenter d'un bon regime, & d'un bon gouvernement, & ſelon le conſeil du Prince même de la Medecine, de s'abſtenir plutôt de tout Remede, que de s'expoſer à des Remedes incertains & peut-être nuiſibles ? *Optima medicina, medicina non uti.*

Heureuſement le Roy, que ſa ſageſſe rend attentif à tout ce qu'il y a d'utile & de grand, vient d'établir une illuſtre Academie à Paris, pour ſuppléer à la negligence & à la jalouſie des Supôts des Corps ou Communautez ; & pour exciter en même temps l'ardeur & le courage des particuliers. Les Sçavans pourront y avoir recours, & y adreſſer leurs ouvrages, & eſperer que ſous la protection de LOUIS LE GRAND, leurs découvertes ne feront pas enfevelies dans un oubly éternel par l'ignorance, ny couvertes d'ingratitude par l'envie.

Peut-être que fi la perfonne à laquelle il falloit s'adreffer, (& à laquelle je me fuis adreffé de toutes les meilleures manieres qu'il m'a été poffible) avoit été favorable à mon deffein ; le Roy qui aime les grandes chofes, auroit peut-être, dis-je, été bien-aife de faire éprouver l'efficacité du Remede naturel & incomparable, dont mon frere m'a laiffé l'idée, & dont j'offrois de donner le fecret à Sa Majefté. C'eft un Elixir parfait, une quinteffence fpecifique & naturelle, une femence vitale, propre à réparer les efprits diffipez, à multiplier les principes radicaux, à ranimer la vieilleffe, & à prolonger naturellement les jours jufqu'au terme ordonné de Dieu. Enfin, c'eft une efpece d'arbre de vie tres-fuperieur aux Remedes univerfels & admirables, dont je vais expliquer les énigmes, & manifefter les fecrets. Tout mon regret eft que

le Roy en foit privé ; ce n'eſt pas ma
faute. Si celuy-là étoit praticable par
quelques particuliers, je le donnerois
comme les autres de bon cœur au public : mais comme la préparation leur
en eſt impoſſible, ainſi qu'à moy-même; la connoiſſance pouvant d'ailleurs
en être perilleuſe, l'uſage en devient
inutile, autrement que par la diſpenſa-
tion charitable de quelque Souverain.
Je ne deſeſpere pas neanmoins, ſi
Dieu me conſerve la vie, d'avoir avec
le temps l'honneur de preſenter à Sa
Majeſté quelques moyens qui pourroient, à mon avis, beaucoup contribuer à rendre ſon Regne encore plus
éclatant, ſon empire encore plus flo-
riſſant, & ſes peuples encore plus
heureux. Voicy cependant quelques
idées de Remedes univerſels émanez
des lumieres & des principes de mon
frere ; que ma profeſſion & l'état de
mes affaires particulieres ne m'ont pas
permis de préparer ; & que les habiles
qui ont aſſez de loiſir & de zele pour
le prochain, pourront avoir la ſatis-
faction d'experimenter. Cette ſcience,
(dit un de ces grands Philoſophes)

&

& ces hauts procedez demandent un homme tout entier, abfolument débaraffé des foins domeftiques & des engagemens du fiecle, *animum femotum à curis & ad nihil aliud applicatum.*

CHAPITRE II.

Prefervatif univerfel tiré des Vegetaux.

LE Pain eft fi naturellement defti-né à la nourriture des hommes, que même les oifeaux, les poiffons, les bêtes, & generalement toutes les efpeces d'animaux l'aiment & le defirent. C'eft le meilleur, le plus folide, & le plus univerfel de tous les alimens. Le pain, (dit Sennerte *lib.* 4. *part.* 1. *cap.* 3. *de Cibo. Panis optimus cibus*) eft un aliment fi excellent, qu'il eft propre à tous âges ; qu'on peut le manger feul ou mêlé ; qu'il eft comme la matiere & la bafe de tous les autres, chair, poiffon, legumes : à peine peut-on ufer des autres alimens fans pain, que l'on n'en reffente quelque incommodité. L'on fe dégoûte faci-

lement des autres alimens, jamais du
pain quand on eft en fanté, tant il eft
agréable & naturel à l'eftomac. Les
malades l'abandonnent même prefque
toûjours le dernier, & les convalef-
cens l'appetent.& le reprennent prefque toûjours le premier. Enfin, le
pain eft un tres-excellent aliment,prin-
cipalement le pain de pure farine de
froment..Le froment, ajoûte cet Auteur, eft chaud & humide, & donne
plus de nourriture, plus folide & plus
faine qu'aucun des autres grains;parce
que fa trop grande humidité eft temperée dans la façon du pain, dont la
préparation eft exquife. La fermentation en corrige la vifcofité,& la cuiffon
en défeiche l'humidité. Par la fermentation,quand elle eft bien faite,les parties groffieres font fubtilifées, les vif-
cides raréfiées & toutes renduës le-
geres & participantes de la nature de
l'air, & plus propres à la digeftion.
Enfin, c'eft le propre du pain, dit la
Sainte-Ecriture, de fortifier le cœur
de l'homme : *Panis cor hominis con-
firmat.*

Le vin, au rapport de Schroder, ç

appellé par Paracelse, le sang de la terre ; par Quercetan, le Prince des Vegetaux, comme plus chargé de Vitriol qu'aucun autre; & l'Ecriture-Sainte assûre, qu'il réjoüit le cœur de l'homme; *Vinum latificat cor hominis*; il contient un principe singulier de joye & de santé. C'est un aliment d'une excellence si particuliere, qu'il tient aussi du médicament. Il est narcotique, soporatif, inebriatif; & purgatif quand il est pris avec excès : mais quand il est pris avec temperance, il est confortatif, stomacal, cordial, cœphalique, diaphoretique, diuretique, sudorifique, laxatif : agissant selon la disposition qu'il trouve. Il ranime les esprits languissants, il répare les forces dissipées; c'est le plus prompt, le plus puissant, & le plus agréable restaurateur des natures épuisées. De quel usage n'est-il point dans la Medecine? Combien de préparations ne fait-on point avec le vin & les parties du vin; l'esprit, le vinaigre, le tartre? C'est un dissolvant presque universel : du moins c'est un sujet dont on en peut tirer de tres-excellens. En-

B ij

fin, l'esprit de vin est appellé par le vulgaire, & par les Medecins mêmes, eau-de-vie; & par Zapatha, or potable vegetal, comme une essence propre à conserver & rappeller la vie dans les accidens les plus désesperez, & comme un plus puissant confortatif que l'or potable même.

Le Genévrier est un arbrisseau si précieux, quoique tres-commun en Europe; que Vanhelmont, Tackius & plusieurs autres, qui le croyent incorruptible, le substituent au cedre. Helmont prétend, que l'on peut en préparer un remede incomparable pour la conservation & prolongation de la vie, jusqu'au terme naturel marqué par la Sagesse Eternelle. J'en ay donné le procedé à la fin du livre de mon frere. Le fruit du Genévre est une espece d'aliment médicamenteux; on en fait une boisson avec de l'eau pure, qui a beaucoup de rapport au vin, & l'on tire du genévre tant de Remedes singuliers, pour tant de grandes maladies, que l'on peut raisonnablement conclure avec tous les Alemans, qui l'appellent leur aromat, au raport d'Et-

muller, qu'il a des proprietez univerſel-
les. Il corrige & purifie le mauvais air,
l'air peſtilentiel ; c'eſt le meilleur &
le plus puiſſant de tous les ſtomachi-
ques : & c'eſt pour cela que Vanhelmont, qui met le principe de la vie,
& le ſiége de l'ame dans l'eſtomac, dit,
que c'eſt une eſpece d'arbre de vie.
C'eſt un grand ſudorifique & diuretique, auſſi eſt-il admirable pour les
reins ; il provoque l'urine, pouſſe le
ſable & préſerve de la gravelle. Il dé-
ſopille la ratte & *l'uterus* ; il eſt propre
contre la phtiſie, & les ulceres des
poûmons, les coliques, la néfrétique,
les vapeurs, la paraliſie, l'hydropiſie,
le ſcorbut, les affections des nerfs ;
enfin, diſent les Medecins, il eſt
excellent contre les maladies malignes,
les poiſons, la peſte, les malefices &
les enchantemens : voila comme ils en
parlent.

Le Pain eſt un aliment ſimple, mais
le meilleur & le plus univerſel de tous
les alimens. Le vin eſt un aliment médicamenteux, le plus naturel & le plus
prompt de tous les remedes. Le fruit
de Genévre eſt un médicament ali-

menteux, le plus innocent & le plus efficace des simples médicamens. De ces trois excellens sujets bien choisis, unis par une préparation philosophique en une Essence douce, il résulte un restaurant & confortatif si puissant, qu'il peut tirer une infinité d'agonisans, pour ainsi dire, des bras de la mort même; & rétablir les natures les plus épuisées, autant qu'elles sont capables de rétablissement, & que les malades d'ailleurs désesperez ont pourtant encore de reste & de fond de vie.

PRÉPARATION.

PRenez d'excellent pain, croûte & mie, non brûlé, mais bien cuit, fait de fleur de farine de bon & pur froment d'un an : tant parce que le grain n'est en sa parfaite maturité qu'aprés qu'il a sué dans la gerbe, & que l'hyver en a concentré toute la vertu dans le grenier ; que parce que l'immaturité & la crudité en tous alimens, est une espece de poison si contraire aux dispositions necessaires

à la nutrition, que ce n'est que pour
en prévenir les mauvais effets que l'on
prépare les alimens par tant de coc-
tions, de digestions & d'alterations
précedentes, par le moyen desquelles
on les meurit & les rend propres à
être transformez par le ferment humain en nôtre substance même ; cou-
pez tout le pain en roties, & le faites
effectivement rotir devant un feu clair
& sec, sans fumée, jusqu'à ce que
toute l'humidité superfluë soit exha-
lée, & toute la mie soit tres-seche &
bien rotie dedans, sans que rien soit
pourtant brûlé. Réduisez ces roties
en espece de poudre grossiere ; &
mettez une livre de cette poudre dans
une cucurbite de verre double, avec
quatre onces de graines ou bayes de
Genévre, tres-mures, bien seches,
sans évaporation que de l'humidité
superfluë, & choisies entre une quantité suffisante, gardée jusqu'aprés l'hyver pour les raisons cy-devant expliquées, & broyées aussi en poudre
grossiere ; & mettez sur le tout deux
livres de simple Eau-de-vie, tirée de
vingt livres d'excellent Vin rouge de

Bourgogne, aprés l'hyver, ou de semblable Vin tres-mur, de qualité bien temperée ; parce que les essences tiennent toujours des premieres qualitez des sujets dont elles sont tirées, cela est naturel. Vous voulez un excellent confortatif, cherchez-le donc dans des sujets naturellement excellens, & naturellement abondans. Or dans la famille des Végetaux rien de plus grand & de plus propre à ce dessein, que l'union philosophique du Pain, du Vin, & du Genévre en une douce Essence. Adaptez donc sur la cucurbite un tres-grand vaisseau de rencontre, sans luter trop exactement les jointures ; au contraire les disposant de maniere à y pouvoir faire quelque petite ouverture avec une épingle, pour laisser échapper le gas, c'est-à-dire les esprits incoërcibles, qui pourroient casser les vaisseaux. Mettez en digestion dans du fumier de Cheval pendant quarante jours ; & aprés avoir tres-bien luté la cucurbite & mis un chapiteau à bec dessus, exactement luté au lieu du vaisseau de rencontre, que vous aurez ôté ;

vous

vous diftillerez à feu gradué jufqu'au dernier degré de ficcité parfaite, (pourtant fans torrefaction ny uftion) toutes les fubftances qui voudront paffer, dans un grand Balon bien luté au bec du chapiteau. Puis vous féparerez par la rectification felon l'art, l'efprit, le flegme & l'huile, que vous garderez à part. Remettez le flegme fur le *caput mortuum* en nouvelle digeftion pendant huit ou dix jours; puis verfez toute la liqueur par inclination dans une autre cucurbite, & la diftillez jufqu'à fec pour avoir le Sel. Réïteréz cette operation jufqu'à ce que le *caput mortuum* ne vous donne plus de Sel, & foit devenu inutile. Jettez-le comme un fimple excrément, & gardez le flegme pour fervir de vehicule; remettez l'Efprit, l'Huile & le Sel en digeftion; circulez pendant quarante jours; vous aurez une Effence exquife, capable de fortifier tellement la Nature, qu'elle refiftera à une infinité de maladies; & de ranimer fi promptement les efprits mourans, qu'elle rappellera prefque de l'agonie.

C

L'ufage dans les extrêmitez, eft d'en prendre depuis quinze ou vingt jufqu'à trente, quarante, cinquante & foixante goutes, dans une cüillerée de fon propre flegme; ou dans quelque vehicule fpecifique & approprié à la maladie; avec difcretion, felon l'âge, le temperamment, l'état du malade, & les autres circonftances; puis tous les jours foir & matin dans un boüillon convenable jufqu'à parfaite convalefcence.

Et en préfervatif, l'on en peut prendre trois ou quatre fois l'année, chaque fois pendant quinze jours ou trois femaines; plus ou moins, felon le befoin; tous les matins, dans un boüillon ordinaire.

Ceux qui font fujets, ou qui ont de la difpofition à quelques infirmitez particulieres, peuvent prendre cette Effence un tems fuffifant, & des dofes convenables, dans des vehicules fpecifiques ou appropriez, dont les livres ordinaires font remplis: entre lefquels ils pourront choifir, par l'avis de leur Medecin, ceux qui leur feront les plus propres.

CHAPITRE III.

Préservatif & Remede universel, tiré des Animaux.

MOn Frere a donné dans le septiéme Chapitre de la seconde partie de son Livre, la méthode certaine & philosophique de préparer la veritable & parfaite Essence des Animaux par l'exemple de celle des Viperes. Il a en même tems fait connoître l'excellence de ce grand Remede, d'ailleurs si commun & si usité dans la Medecine. Tous les Auteurs en font des éloges extraordinaires comme d'un tres-souverain Remede contre toutes les maladies malignes, contagieuses, & procedantes de corruption & de cause véneneuses, fiévres, lépre, scorbut, verole, peste. L'Essence de Vipere, disent plusieurs Auteurs, purifie si parfaitement la masse du sang, & perfectionne tellement la nature par son Baume vital; qu'elle repare les temperamens usez, procure

la fecondité & redonne en quelque
façon de la jeunesse. Cet insecte est
plus vif & plus véneneux que les autres Serpens. Il produit ses petits vivans, au lieu que les autres ne font
que des œufs ; marque qu'il posse-
de un plus grand principe de vie :
vipera quasi vivi para, id est vivum pa-
rum edens.

Le Cerf, dit Ettmuller, est un animal tres-parfait, tout entier alexitere,
tout antidote. Toutes ses parties dûë-
ment préparées sont autant de diaphoretiques & de sudorifiques puissans,
qui chassent par la transpiration &
par les sueurs les venins des maladies
malignes. Ce sont des Remedes assurez contre la pleuresie, la colique,
les suffocations uterines, les avortemens, la goute, l'épilepsie. On tire
ces grands Remedes du bois, de la
nappe, de l'os qui se trouve dans son
cœur, du tallon, du membre, des
daimtiers ou testicules, de la moëlle,
du sang, des larmes, de la graisse &
principalement d'une certaine pierre
que l'on trouve quelquesfois dans son
cœur, dans son estomac, ou dans ses

inteftins. Elle eft comparée en vertu
au Bezoard naturel ; cette pierre mer-
veilleufe qui fe trouve dans le ven-
tricule des Daims des Indes Orientales & Occidentales , qui eft fi fou-
veraine , que Schroder la tient comme
univerfelle & admirable contre les
vertiges , le mal caduc , les fincopes ,
les palpitations de cœur , la jauniffe ,
la fuppreffion des mois , la gravelle ,
la colique , la diffenterie , les accouchemens difficiles , la paffion mélan-
colique , les fiévres malignes , les poifons , la pefte , les cancers , & les
écroüelles. Les Cerfs font d'une fi
longue vie , que l'on affure , qu'-
ils vivent plufieurs fiecles ; outre
que Pline dit , que l'on en a pris avec
colliers d'or plus de cent ans aprés
la mort d'Alexandre , qui les leur avoit
fait mettre ; en forte même que ces
colliers étoient recouverts de leur
peau. Il eft certain que l'on en a trouvé de femblables en Allemagne & en
France. Ce font les Cerfs , dit le
même Auteur , qui ont enfeigné la
vertu vulneraire du dictame , principalement pour les playes des fléches.

C iij

Ils n'ont point de fiel ; mais on prétend qu'on leur trouve au bout de la queuë un Ver tirant fur la couleur du fiel, qui eft un poifon auffi prompt & auffi dangereux que le Napel. Enfin pour preuve de l'excellence de la nature du Cerf, Furetiere rapporte dans fon Dictionnaire, que Jean André Graba Medecin d'Erford a fait un Traité phyfique & médical qu'il appelle élaphographie.

L'Homme eft le Roy des Animaux. Son ame immortelle, qui l'égale aux Anges mêmes, non-feulement communique à fon corps par fon union perfonnelle, cette dignité augufte dont la majefté reluit fur fa face, & qui le rend refpectable & formidable aux autres creatures animées ; mais encore elle exalte & perfectionne par le ferment vital des iradiations fpirituelles de fon idée lumineufe toutes fes vertus phyfiques, & toutes fes proprietez naturelles.

Cela fe fait de la même maniere que l'ame communique aux organes de la raifon l'aptitude & la participation à la faculté & aux actes du raifonnement ; aux organes des fens , la fenfation ; aux organes de la végetation, l'accroiffement ; aux organes de la vie, le mouvement & le repos. Elle eft la fource immediate & le principe actif , d'où émanent effentiellement toutes les admirables vertus qui produifent ces nobles & fublimes operations.

Les Efprits corporels dont elle fe fert, n'en font que les inftrumens , qui periffent dans peu avec le refte de la matiere par leur propre diffolution , auffi-tôt que l'ame s'en fepare & les abandonne à l'activité prédominante de l'Efprit univerfel de l'air , dont le propre eft d'alterer & de corrompre les eftres élementaires.

Que l'ame foit unie au corps immediatement, ou par l'interpofition d'un moyen neutre , cela eft icy indifferent. Mon Frere prouve clairement dans fon Traité Theophyfique ; que l'homme eft compofé d'un corps materiel, d'un archée ou efprit corporel formateur & directeur des organes , d'une ame animale & brutale , & d'une ame fpirituelle & intellectuelle. Il fuffit à nôtre fujet que cette ame fpirituelle, cette intelligence même eft unie perfonnellement au corps, auffi-bien qu'à l'efprit ou archée & à l'ame animale : que cette perfonnalité fait que par la communication des idiômes, le corps eft élevé à la participation de toutes les qualitez de l'ame.

Nul autre Animal n'approche donc de la perfection & de l'excellence des proprietez feulement naturelles & medecinales du corps humain, qui contient en foy un principe de vie permanente, comme originairement deftiné à l'impaffibilité & à l'immortalité. Ce n'eft qu'en punition du peché, par lequel l'ordre de fa nature a été interverti & non pas aneanti, que le corps de l'homme eft devenu fujet à la mort, *& per peccatum mors.* Sans le peché, l'homme ne feroit jamais morts. Il ne feroit pourtant pas éternellement refté fur la terre, il eft deftiné pour le Ciel. Mais il devoit l'acquerir par les œuvres meritoires de fa fidelité.

Dieu l'avoit mis dans le Jardin de délices pour y facrifier, & pour le

défendre de l'entrée du tentateur, *Po-*
suit eum in paradiso voluptatis ut opera-
retur, & custodiret illum. Pour y travailler à la consommation de sa perfection, en meritant par l'exercice des
vertus, c'est-à-dire par le sacrifice de
ses adorations, de ses prieres, de ses
loüanges, & principalement par la
soumission de son esprit & par le sacrifice de son cœur & de sa volonté
(œuvres par excellence qu'il y devoit
operer); en meritant ainsi, dis-je, la
grace de sa confirmation dans la justice.
Donc lors que l'homme innocent auroit été confirmé dans la justice dans
laquelle il avoit été créé, ne luy restant
plus rien à desirer sur la terre, content
d'y avoir par le secours du fruit de l'arbre de vie prolongé ses jours à sa discre-
tion ; l'homme sans doute alors em-
brasé de l'ardent desir de posseder pleinement & souverainement son Créateur & son Dieu, seroit comme dans
une espece de sommeil, pour ainsi dire, ou plutôt de repos agréable &
doux, devenu ce que les Saints aprés
leur mort, appellée le sommeil des
Justes, deviendront lors de la Re-

surrection. L'ame aidée d'une surabondance de grace auroit par l'impreſſion & la communication de ſes qualitez lumineuſes, ſpirituelles, ſaintes & glorieuſes, illuminé, ſpiritualiſé, ſantifié, & glorifié ſon corps parfaitement diſpoſé à les recevoir par la ſublimation (pour ainſi dire) continuelle de ſa matiere, & par l'exaltation ſouveraine de ſes perfections. Enfin, par un raviſſement ſaint & amoureux, elle l'auroit tranſporté dans le Ciel pour y contempler face à-face, & ſans énigme dans une viſion intuitive, immediate, unitive & beatifique, l'eſſence même de la Divinité; & joüir pendant une éternité bienheureuſe de la plenitude de repos, de paix & de gloire que donne la tres-parfaite poſſeſſion de Dieu.

De quelque maniere que cela ſe fuſt fait, il ſe ſeroit fait; puiſqu'il ſe doit faire, & qu'il ſe fera ſi neceſſairement & ſi infailliblement pour entrer dans le Ciel, que le corps ne peut y entrer ſans cette transformation.

Or quoique la nature humaine ſoit

devenuë mortelle par le peché , les hommes neanmoins vivoient dans les premiers tems une suite de siecles ; des sept , des huit , des neuf cens ans. Combien même n'auroient-ils point vêcu davantage , & combien ne vivroient-ils point encore , si leurs jours n'avoient été limitez pour l'avenir au terme court de leur durée presente , par le Maître de l'Eternité ? *anni corum septuaginta , &c.*

Qui peut donc douter qu'il n'y ait essentiellement dans le corps même de l'homme, un principe naturel & une semence feconde de durée tres-solide & de vie perpetuelle ; puisqu'elle n'a été qu'interrompuë & non pas éteinte par l'accident fatal du peché , & qu'elle doit un jour bien plus parfaitement renaître , pour s'immortalifer par le miracle de la Resurrection.

Les Medecins reconnoissent si véritablement ces grandes qualitez dans le corps humain, qu'il n'a presque aucune partie dont ils ne tirent des remedes extraordinaires. C'est-à dire qu'ils y trouvent des semences & des principes extraordinaires de vie & de perpetuité. Ils assurent que l'on en tire plusieurs du lait & du sang menstruel ; ainsi que de l'arriere-faix, de l'urine, des excremens, du sang, de la mumie, de la graisse, des os, du cerveau, du fiel, de la peau, &c. & que ces remedes sont d'une efficacité singuliere contre l'asthme, la phtisie, les érefipelles, les goutes, l'épilepsie, les avortemens & toutes les maladies du sexe, la peste, la jaunisse, l'hydropisie, la cachexie, les obstructions, le calcul, les fiévres, le scorbut, les langeurs, les coliques, la lethargie, les maladies des hipocondres, l'extinction de la faculté fermentative de l'estomach & du sang, les venins, les morsures des bêtes enragées, les pertes de sang des femmes, l'apoplexie, les suffocations de matrice, les accouchemens, les tremblemens de membres, les relaxations des tendons, les retressissemens & endurcissemens des fibres, la perte de memoire, la surdité, les maux des yeux, & contre les maladies qu'ils appellent magicomagnetiques & transplantatives.

Enfin Beker dans la Preface de son
Medecin Microcofmique dit, qu'encore qu'on puiffe tirer des autres fujets, & des poifons mêmes, ainfi que
des autres Animaux, une infinité de
Remedes exquis; il a neanmoins plû
à Dieu d'en mettre dans le corps humain d'une excellence qui furpaffe tous
les autres; ayant voulu renfermer dans
l'homme feul, comme dans le centre de
toutes les creatures fublunaires, toutes le vertus naturelles les plus excellentes. Or la belle & divine harmo-
nie, continuë cet Auteur, qui fe trouve entre les parties ; par laquelle un
membre eft propre à foulager le même
membre & la même partie ; prouve
combien il eft évident & certain, qu'on
peut tirer de tres-grands Remedes du
corps humain ; les chofes femblables
étant confervées par leurs femblables.
Si veritablement, ajoute Beker, que
certaine partie des Brutes foulagent
& gueriffent les mêmes parties du
corps de l'homme, par exemple, la
cervelle du Lievre eft bonne aux maux
de tefte, ainfi que le poulmon de Re-
nard & de veau aux phtifiques & aux

pulmoniques ; le cœur du Cerf eſt un grand cordial ; le géſier de poule fortifie l'eſtomach ; le foye de loup eſt bon aux hepatiques , la verge de Cerf aide à la generation &c. Et entre pluſieurs autres procedez, cet Auteur donne ſur la fin de ſon livre une quinteſſence humaine ; qu'il pretend être le caractere de toute la nature ; & que par cette raiſon il appelle du nom de Microcoſme ou abregé du monde.

PREPARATION.

PRenez deux livres de chair de viperes ; ſeichez - la doucement, comme il ·eſt enſeigné dans le livre de mon frere ; & la reduiſez en poudre groſſiere. Prenez deux onces de poudre de bois de Cerf, & tout le cœur, la verge, les teſticules, de la moelle, du ſang, & de la chair d'alentour des reins, qu'on appelle les grands & les petits filets, avec les reins mêmes, autrement les rognons, & (s'il s'en peut trouver) cette pierre de béſoar dont il a été parlé, du tout enſemble pour faire quatre livres de

poudre. Prenez quatre onces de poudre d'urine humaine dont l'humidité
aura été doucement évaporée, & quatre
onces de poudre d'excrements humains, doucement défeichez, avec une
livre de poudre de fang humain, dont
l'humidité fuperfluë ait auffi été doucement évaporée, & qui ait été tirée
de perfonnes faines, robuftes & jeunes, auffi-bien que l'urine & les excrements. Affemblez toutes ces poudres ainfi difpofées du poids de huit
livres. Je ne repete point les raifons
de cette fimple preparation premiere,
fi importante que mon frere en a fait
une obfervation particuliere dans le
chapitre 7. de la feconde partie de
fon livre page 122. Paracelfe dit au
premier chapitre de fon livre des trois
premieres effences dont les corps en-
gendrez font compofez, que la forme
du mercure eft en liqueur, celle du
fouffre en huile, celle du fel en Alkaly :
au fecond chapitre, que l'urine n'eft
qu'un fel fuperflu, & la matiere fter-
corale un fouffre auffi fuperflu ; mais
qu'il ne s'évacuë point de fuperfluitez
de la liqueur ; & que la liqueur (c'eft

à dire le mercure) demeure toute dans le corps. L'on pourroit pourtant dire que le superflu du mercure s'évapore par la sueur. Procedez ensuite exactement, comme il est enseigné dans le Chapitre sept de la seconde partie du livre de mon frere page 113. &c. pour faire l'essence parfaite de viperes ; en mettant peu à peu toutes vos poudres dans un grand vaisseau fait de bon bois d'un vieux tonneau où il n'y ait eu que d'excellent vin, avec huit livres de Mâne choisie, & 16. liv. de bon miel de Narbonne en bonne fermentation, avec cinquante pintes, c'est a dire euviron cent livres d'eau de fontaine bien pure. Suivez puis aptés à la lettre en bon artiste tout son procedé ; & si vous étes habiles, jugez par l'excellence de la simple essence de viperes dont il a manifesté le secret : par toutes les proprietez que les Auteurs attribuent au Cerf, & par la suréminence qu'ils reconnoissent dans les qualitez du corps humain ; quelles insignes & universelles vertus doit avoir une essence parfaite, qui resulte de l'union philosophique du plus me-

decinal

decinal de tous les insectes, du plus
parfait des simples Animaux, & du
corps de l'homme même, qui contient éminemment toutes les proprietez de tous les autres Estres.

Je pourrois icy m'étendre sur les
loüanges d'un Remede si universel &
si excellent; mais j'en laisse le jugement
à Messieurs les Medecins. Je n'entre
point aussi dans tous les raisonnemens
que l'on peut faire pour & contre ce
Remede : mon Frere les a prévenus,
& il y a sçavamment satisfait dans tout
le cours de son Livre.

L'usage & la dose de ce Remede seront faciles à prescrire à ceux qui auront le talent de le préparer. La dose
ordinaire est de cinq ou six goutes
dans un vehicule convenable à la maladie. Un peu plus ou moins ne peut
nuire; car il n'est pas de ce Remede
comme des autres.

J'ajouteray seulement, qu'en joi-
gnant ce qui provient des vegetaux
& des Animaux, & travaillant ensemble tous ces sujets par une seule &
même préparation ; il doit necessairement resulter de l'union parfaite de

D

ces matieres Balſamiques un baume
incomparable & ſouverain, qui ſera
un Remede ſpecifique pour la gueri-
ſon des contuſions, des playes, des ulceres.& des autres maladies cy-devant
nommées. Vôtre Eſſence ſera bien
faite, ſi elle n'a point une odeur puante
& cadavereuſe, & ſi elle rend une
odeur agreable & balſamique, & pour
lors vous pouvez vous vanter d'avoir
un Remede d'un uſage doux, facile
& agréable, qui ſera d'une efficacité
prompte & certaine, d'une vertu excellente & univerſelle.

CHAPITRE IV.

Premier Remede univerſel tiré des Mineraux.

LE veritable Mercure diaphoretique décrit par Vanhelmont dans
ſon Traité des Fiévres, chapitre 14.
article 7. eſt un des plus grands Remedes & des plus univerſels, quelque
difficile qu'en ſoit le procedé. Les
bons Artiſtes auroient ſouvent réüſſi,

fi ce Philofophe avoit été moins jaloux de fon fecret qu'il appelle l'élement du feu de Venus: c'eft à-dire, l'efprit doux de l'huile verte ou fouffre
volatil externe du vitriol de cuivre,
dont mon Frere a fi clairement enfeigné l'extraction dans le Chapitre 10.
de la premiere partie de fon Livre.
Auffi-tôt que je pourray achever la
traduction du Traité Theophyfique
qu'il m'a laiffé, on connoîtra que fon
rare genie luy donnoit la connoiffance des plus hauts myfteres de la
Phyfique & de la Theologie, qu'il
fçavoit encore mieux que la Medecine. Il avoit à force d'étude, de
travail , & d'experiences acquis la
connoiffance de ce rare fecret : mais
Dieu qui eft le maître de tout, n'a
pas voulu luy donner la confolation
de le mettre en ufage, ny d'en profiter. Au contraire, fa Providence dont
les ordres font incomprehenfibles,
permit qu'une grande phiole de cette
précieufe Effence que mon Frere avoit
préparée avec tant de foin à Rome
pendant la derniere Ambaffade de feu
Monfeigneur le Duc de Chaulnes
D ij

qu'il eut l'honneur d'y accompagner, tombât malheureusement dans la mer lors qu'ils débarquerent. Mon Frere fit cette perte fans qu'on en ait apperçû la moindre émotion fur fon vifage, ainfi que cet illuftre & fage Seigneur m'a fait l'honneur de me dire. Nous avions recommencé mon Frere & moy cette operation lors de fon établiffement à Paris; & il ne reftoit plus à faire que les diftillations & rectifications. Mais celuy qui gueriffoit les autres avec tant de fuccés, fut luy-même emporté par une maladie qui ne luy dura que cinq jours pendant que j'étois à l'agonie. Cette précieufe Effence fut encore perduë, parce que tout fut pillé, à caufe que mon frere étoit Religieux,& que differentes perfonnes prétendoient à fa fucceffion. Je ne pûs fçavoir ce que cette préparation étoit devenuë; & ma profeffion, ny mes affaires ne m'ont pas permis de m'attacher en particulier, comme je l'aurois pû avec mon Frere, à ces belles experiences. Je me contente d'en faire part aux gens du métier. Je ne doute point que les

habiles ne me fçachent bon gré de
leur avoir ouvert les yeux fur l'ufage
qu'on en peut faire. Je vous confeille
pour cela de lire avec attention tout
le Livre de mon Frere, & de méditer profondément les chapitres 9. &
10. de la premiere partie. Vous en
ferez enfuite l'application aux tradu-
ctions des Auteurs que je vais citer,
& aux explications que j'ajouteray
aux endroits énigmatiques. Mettez
enfuite vous-même la main à l'œuvre
pour vôtre fatisfaction particuliere,
pour le foulagement du prochain, &
pour la gloire de Dieu.

Mercure diaphoretique.

Voicy une traduction litterale de
quelques Auteurs, avec l'explication
des endroits énigmatiques, pour faire
le veritable Mercure diaphoretique.

Jean de Vigo, feconde Partie, ou
Pratique de la Chirurgie liv. 5. *de ad-*
ditione auxiliorum multorum.

Voicy la préparation d'une Eau
tres-forte avec laquelle nous prépa-
rons nôtre poudre diaphoretique;

cette Eau ôte les chairs superfluës,
elle est bonne aussi pour les fistules, &
& une seule goute de cette Eau peut
consumer les chairs superfluës & les
verruës.

Prenez de l'orpiment citrin, de la
fleur d'airain, c'est-à-dire, du verd
de gris, deux onces de chacun, du
sel-nitre deux livres & demie, de l'a-
lun de roche deux livres, & du vitriol romain trois livres. Broyez le
tout ensemble, & le mettez dans une
cucurbite de verre bien lutée avec
son chapiteau & son recipient que
vous luterez bien. Mettez-là au fourneau à feu lent au commencement.
Faites distiller en augmentant le feu
peu à peu, jusqu'à ce que le recipient
commence à rougir. Puis augmentez
encore le feu jusqu'à ce que toute l'eau
soit distillée : cette eau a une grande
vertu.

Voicy la maniere de faire nôtre
poudre. Prenez de l'eau forte cy-
dessus.une livre & demie, de l'argent
vif une livre. Mettez l'eau & l'argent vif dans une cucurbite bien lutée & assez grande pour tenir trois

livres. Laiſſez le tout enſemble pendant 24. heures dans la cucurbite bien
bouchée. Puis mettez la cucurbite
au fourneau à feu lent au commencement, avec ſon chapiteau & ſon recipient bien lutez. Faites diſtiller juſqu'à ce que augmentant le feu peu à
peu le recipient (qui doit être trois
fois plus grand que la cucurbite)
commence à rougir ; & fortifiant le
feu, faites diſtiller, juſqu'à ce que toute l'eau ſoit paſſée dans le recipient.
Cela fait, caſſez la cucurbite , & ôtez
tout ce que vous trouverez d'argent
vif calciné ou changé en couleur de
minium, ſéparez-le & le purgez de
tout ce qui ſe trouvera de blanc ou
de jaune : & parce que cette eau avec
l'argent vif a coutume de produire
dans le cou de la cucurbite certaine
blancheur comme un ſel tres - blanc,
qui eſt un tres - bon ſublimé ; ayez
ſoin de ſéparer ce ſublimé exactement
de la poudre rouge , crainte qu'elle
ne fît de la douleur : puis mettez cette
poudre calcinée dans un mortier de
métail, & la broyez avec un pilon
juſqu'à ce qu'elle ſoit tres-ſubtile. En-

fuite mettez-la à feu fort pendant
deux heures dans un vaiſſeau d'airain,
la remuant toujours avec une baguet-
te; toutes les fumoſitez v nimeuſes de
l'eau & de l'argent vif s'évaporeront
par cette derniere correction, & la
poudre deviendra plus parfaite &
moins douloureuſe. Voilà le ſecret
de faire une poudre tres-parfaite qui
ne fait point de douleur : Et comme
nous avons dit dans la premiere Partie; cette poudre eſt entre les autres
corroſifs d'une plus noble & plus ſure
operation, par conſequent elle merite la préference.

*Vanhelmont au Traité des Fiévres,
chap.* 14. *art.* 7. & 9. *parle en ces termes :*

La cauſe occaſionnelle de toutes les
Fiévres eſt ôtée par un remede ſudorifique qui inciſe, extenuë, réſoud, li-
quéfie, & nettoye : c'eſt une medecine univerſelle diaphoretique des fiévres : c'eſt pourquoy je ne fais point
de diſtinction de fiévres, quand le
remede eſt d'une bonté ſouveraine.
Ce remede eſt le précipité diaphoretique

que de Paracelfe. Pris par la bouche, il guérit toutes fortes de fiévres d'une feule prife, & même la fiévre étique. Il guérit auffi les cancers, les loups, les gangrennes, les mauvaifes difpofitions, les ulceres externes & internes, l'hydropifie, l'afthme, & toutes les maladies chroniques, & il eft fuffifant pour guérir feul toutes les maladies.

La defcription de ce Remede, dit le même Auteur, eft dans Paracelfe, au Livre de la mort des chofes naturelles, & dans le Livre de la grande Chirurgie. Mais comme Paracelfe l'a enveloppé de termes obfcurs, Vanhelmont déclare qu'il va l'enfeigner plus clairement. Nous dirons premierement comme Paracelfe en parle; puis nous ajoûterons la pratique & l'explication de Vanhelmont.

PARACELSE, livre 5. de la mort des chofes naturelles.

Préparation du verd de gris de Paracelfe.

Il faut oindre des lames de cuivre avec une pâte faite d'égales parties de

E

miel & de vinaigre & d'un peu de fel ; puis les mettre au reverberatoire ou au four d'un potier autant de tems qu'il en faut pour cuire fes pots : Vous trouverez une matiere noire attachée aux lames que vous mettrez à l'air , cette matiere deviendra en peu de jours un tres·beau verd de gris, qu'on peut appeller le baume du cuivre , duquel on peut tirer un baume fouverain , comme on le dira cy-aprés.

Mon Frere a donné dans le chapitre 9. de la premiere partie de fon Livre , page 55. la maniere de faire le verd de gris, la roüille , le vitriol de Mars & de Venus fans addition , qui par confequent eft plus propre aux grandes operations , comme étant plus fimple , plus naturel & plus doux ; & dont l'efprit, dit-il, n'a point l'acidité brûlante·de l'huile de vitriol vulgaire. Mais fuivons Paracelfe.

Stratifiez des lames de cuivre tresminces avec de la poudre de fel , de fouffre & de tartre , parties égales dans un grand creufet : reverberez pendant 24. heures à grand feu , fans pourtant fondre les lames ; puis ôtez

& cassez le creuset. Exposez à l'air pendant quelques jours les lames avec la matiere qui y sera adherante, cette matiere se changera en un tres-beau verd de gris ; ce verd teint l'or & l'argent d'une haute couleur dans toutes les eaux fortes, les eaux de gradation & les cémentations & colorations ; c'est-à-dire, que ce verd de gris seroit meilleur que d'autre pour entrer dans la composition de l'eau forte de Jean de Vigo.

Comment se fait la sublimation du Mercure selon Paracelse.

La mortification du Mercure pour le sublimer, se fait par le vitriol & le sel : mêlez le Mercure avec ces deux matieres & le sublimez, il deviendra dur comme du cristal, & blanc comme de la neige.

Précipité diaphoretique.

Pour reduire ce sublimé en precipité, il n'y a pas autre chose à faire que ne calciner dans de tres-bonne eau forte, comme celle de Jean de Vigo : puis il en faut retirer cinq fois l'eau forte graduée, plus ou moins jufqu'à ce que le précipité foit d'une belle couleur rouge ; (ce que l'eau de Vigo fait tout d'un coup.) Dulcifiez le précipité tant que vous pourrez, comme huit ou neuf fois fur l'efprit ardent de vin, ou autant de fois qu'il devienne blanc au feu & ne s'envole point ; pour lors vous aurez le Mercure précipité diaphoretique.

Du Précipité doux & de fon ufage.

Voicy un grand fecret du Mercure précipité. Aprés avoir coloré le précipité doux, vous le dulcifierez avec l'eau de fel de tartre, ce qui fe fait en le diftillant & en remettant de nouvelle eau tant de fois qu'elle ne foit plus acre ny forte, mais entierement douce : pour lors vous aurez un précipité doux comme du miel ou du fucre, qui fera un grand remede pour toutes les playes, les ulceres & maux Veneriens.

Je ne diray rien de ce que Paracelse ajoute à la proprieté de ce précipité pour augmenter l'or. Je parleray seulement de l'eau de sel de tartre, en quoy consiste la difficulté ;
car il est necessaire pour dulcifier que
l'eau de sel de tartre soit douce elle-
même, c'est-à-dire, dépoüillée de
toute l'acrimonie du sel de tartre.
Mon Frere a enseigné le moyen de
la faire dans la premiere partie de
son Livre, chap. 9. & 10. qui contient la maniere qu'il a gardée pour
faire l'esprit radical de sel, de salpêtre & de vitriol par décorporifica-
tion. Il n'y a qu'à proceder de même
sur le tartre, pour en avoir l'eau ou
l'esprit que Paracelse se contente d'in-
diquer & n'explique point.

*Baume d'argent vif de Paracelse, tiré
du Livre 10. de la grande Chirurgie.*

Il y a dans l'argent vif un baume
doux qui se prepare sans calcination
ny sublimation, avec l'eau d'œufs
distillez sur la chaux dans la quelle
on a éteint le Mercure, & avec

laquelle il le faut réduire en poudre
rouge : ce baume acquiert par cette
préparation tant de vertu & de douceur , qu'il guerit les playes & les ulceres les plus incurables , même ceux
de la veſſie , de la gorge , & de l'œ-
ſophage.

Préparation du Mercure diaphoretique
de Paracelſe , tiré du chap. 2.
de ſa grande Chirurgie.

Pour le faire , prenez du Mercure coagulé avec de l'étain ce que vous
voudrez ; réduiſez ces matieres en
poudres tres-ſubtiles ; mettez cette
poudre dans une écuelle d'or que
vous tiendrez plongée dans de bon
vinaigre fait d'excellent vin aprés l'a-
voir remplie de vin ſublimé, & vous
l'y laiſſerez quelque temps. Puis allu-
mez ce vin alcooliſé, & réïterez cela
quelquefois ; vous verrez que le vin,
le mercure & l'étain ſe réſoudront en
certaine huile.

Paracelſe donne un grain peſant
de cette huile dans le bon vin qu'il
(*traminco vel alſatico* ,) & l'on cou-

vre bien le malade pour le difpofer à
fuer.

Prenez enfuite la poudre de Jean
de Vigo préparée de vôtre main , car
celle que vous acheteriez feroit falfi-
fiée par un mélange de minium , comme font la plûpart des remedes chymiques que l'on vend. Ayant verfé
fur cette poudre l'efprit de l'huile verte douce du fouffre du vitriol de Venus , dont mon Frere a enfeigné la
préparation ; vous les cohoberez cinq
fois avec de l'eau regale qui eft l'eau
forte de Jean de Vigo regalifée avec
la quatriéme partie de fel armoniac
ou de fel marin , ou enfin du fel gemme ; augmentez le feu fur la fin , la
poudre fe fixera tout-à-fait & fera
tres-corrofive. Il faut enfuite coho-
ber cette poudre dix fois avec de l'efprit de vin bien déflegmé , c'eft à-dire,
rectifié fur le fel de tartre , & renouvellé à chaque fois , jufqu'à ce qu'il
ait emporté toute la corrofion , &
vous aurez une poudre douce comme du fucre , mais de fa douceur propre & naturelle : parce qu'outre que
le feu du vitriol eft doux , le fouffre

du Mercure extraverty eſt auſſi d'une
grande douceur. Cette poudre eſt fixe, & s'appelle or horiſontal. Voilà
en peu de mots le ſecret de Paracelſe :
il eſt difficile de le préparer la premiere fois ; mais il ne ſe faut pas rebuter.

Voicy comme le même Auteur parle encore du ſouffre de Venus en ſon
Traité de la Pierre, chap. 8. art. 5. 6.
& 8. où il fait connoître que c'eſt l'eſprit de la mere de Vitriol, que mon
Frere a découvert & rendu public.

Le ſouffre de Venus, dit cet Auteur, aprés avoir été ſeparé de ſon
corps & reſſuſcité, (c'eſt-à-dire, ſpiritualiſé ou rectifié,) devient un ſouffre qui teint immediatement le ſouffre du Mercure, lequel a été extraverty dans la poudre de Jean de Vigo
par les ſouffres mineraux corroſifs.
Ces deux ſouffres s'uniſſent entierement & inſéparablement, & de l'u-
nion de leurs vertus, le Mercure diaphoretique qui en reſulte fait une
medecine telle que le Phyſicien & le
Chirurgien la peuvent ſouhaiter, ſoit
pour les maladies aiguës, ou pour les
maladies chroniques.

Mais le feu de Venus n'eſt pas l'eſprit de vitriol , c'eſt à-dire , l'eſprit
du vitriol même, quelque bien rectí-
fié qu'il ſoit : ce feu eſt le ſouffre volatil du cuivre en forme d'huile verte
plus douce que le miel, lorſqu'il eſt
parfaitement ſéparé du corps mercuriel de ſon cuivre. C'eſt donc l'eſprit
de la mere du vitriol de Venus enſeigné par mon Frere ; dont le cuivre ,
(c'eſt-à-dire le vitriol reſtant , dit
Vanhelmont ,) demeure blanc & incapable de jamais produire de verd
de gris, comme n'étant plus au nombre des ſept métaux , parce qu'il eſt
devenu un métal nouveau & anonime,
&c. Il ajoûte que ce ſouffre externe
de Venus eſt cette huile verte & douce qui ne peut plus être réduite au
métal qui en a été tiré. Il dit plus
bas ; ce ſouffre externe, tel qu'on en
tire du cuivre, n'eſt pas neceſſaire au
métal parfait ; mais Dieu l'a ajoûté
au cuivre pour la guériſon des infirmitez des hommes.

Aprés toutes ces deſcriptions , qui
peut douter que ce ſouffre externe
medecinal du cuivre, c'eſt à dire du

vitriol de Venus, ne soit l'esprit de
cette huile qui est si grasse, si épaisse
& si verte, qu'elle en paroît comme
noire ; laquelle mon Frere a si clairement & si doctement enseigné à séparer
du corps essentiel de vitriol comme de
tous les autres sels.

Abregé de l'operation.

Ainsi avec le précipité rouge de
Jean de Vigo, & deux fois autant
d'esprit de mere tres-purifiée de vitriol de Venus, cohobez ensemble
cinq fois à feu gradué, avec quatre
fois autant d'eau forte de Vigo re-
galisée, augmentant le feu sur la fin
jusqu'à ce que la poudre soit fixe ; puis
l'édulcorant par dix cohobations avec
l'esprit de vin tartarisé & renouvellé
à chaque fois, jusqu'à ce qu'il ait emporté toute la corrosion : vous avez
ce grand & incomparable Remede du
Mercure qui est un précipité doux diaphoretique, qui fait tant de merveilles, & dont le mystere demeuroit encore caché par la difficulté de tirer le
veritable élement externe du feu de

Venus que mon Frere a enseigné.

Ceux qui voudront faire attention aux procedez de mon Frere sur le sel marin & sur le vitriol, & les unir philosophiquement, pourront espe-rer d'avoir le drif que Vanhelmont a a inventé à l'imitation de la Pierre souveraine de Butler, qui est le plus surprenant de tous les Remedes. Mais il y faut observer une difference es-sentielle, qui est de proceder sur le sel par operation progressive : au lieu qu'il faut proceder sur le vitriol par operation rétrograde ; parce que les operations rétrogrades font des dissolvans, que les operations pro-gressives font des fixatifs, & qu'il faut que le sel glorifié, (comme par-lent les Philosophes,) corporifie le Mercure du vitriol décorporifié. Voi-cy ce qu'en dit cet Auteur.

CHAPITRE V.

Deuxième Remede universel, tiré des mineraux.

LA Pierre de Butler, dont Van-helmont a fait un Traité particulier, est un des plus grands & des plus surprenans remedes qu'il soit possible d'inventer. Qu'y a-t'il de plus admirable, que de guerir dans un instant par le seul attouchement du bout de la langue, des maladies toutes differentes, & qu'on croit incurables ? Il faut voir ce que l'Auteur même en dit, & se persuader qu'un Philosophe aussi grave, aussi pieux & aussi Chrétien ne peut être raisonnablement soupçonné de charlatannerie & de mensonge. Voicy une traduction fidele du discours de l'Auteur ; faites-y attention ; vous trouverez que l'éclaircissement que j'y ajoûte en peu de mots, suffit pour découvrir tout le mystere.

J'ay suffisamment montré, dit Vanhelmont, dans le précedent Traité,

qu'il n'y a de maladies que dans
les corps vivans, & que non seulement le corps vivant est le propre sujet des maladies, mais que l'organe
interieur & le principe même de la
vie en est aussi l'ouvrier & la cause
efficiente. J'ay encore montré que la
matiere spiritueuse & l'esprit vital de
l'archée même est non seulement l'objet contre lequel tous les traits des
maladies sont premierement tirez ;
mais que c'est encore la matiere de
laquelle & avec laquelle cet ouvrier
forme à sa propre ruïne ses effarou-
chemens, ses déréglemens & ses
desordres. Car par une funeste suite
du peché, lors que l'homme s'éloi-
gne de Dieu, il tourne toutes choses
à sa propre destruction. Neanmoins
comme tout ce qui est dans la nature ne consiste que dans la matiere
& dans la forme, ainsi que je l'ay
amplement prouvé dans un Traité
particulier, toutes les choses naturelles ne se doivent définir que par leur
matiere immediate & propre & par
leur cause efficiente ; puisque toute
l'essence & l'existence n'est autre chose

que l'affemblage & l'union de ces deux caufes. Il eft certain que la maladie n'eft autre chofe que la matiere vitale de l'archée : fur laquelle il a été enté, où eft né un caractere feminal, ou l'idée d'un archée mal affecté ou vicié.

Or foit que l'arche continuë dans fon égarement pernicieux, foit qu'il répande fur quelqu'autte production les idées de fa colere ou q'il ceffe ; cela ne faitrien à la maladie. Ce n'eft qu'un accident qu'elle foit entretenuë ou non par une caufe déreglée, puifque l'archée caractérife dans le moment fur quelque production ou excrement de fon corps (qu'il forme à cet effet, s'il n'en trouve point de preft) l'idée qu'il a conçuë par luy-même, d'où la maladie puiffe être entretenuë. Or l'archée n'erre pas comme un étranger vagabond hors de la matiere qu'il a corrompuë ; au contraire, ou il la couve & fait vegeter, ou bien il s'introduit par union fimbolique dans l'efprit naturel des organes. C'eft de là qu'il attaque comme d'une forterefle les forces des membres, ou qu'il dort & fe réveille par intervales pe-

riodiques de la maniere qu'il s'est im-
posée dans le principe vital , comme
à un hôte & à un œconome naturel
de la vie, au lieu de s'écouler simplement dans l'archée fluide. Ce qui
se trouve ensuite d'excrementicieux
introduit , reçu, ou produit par un
mauvais regime , soit qu'il suive le
genre des causes purgatives ou celuy
des productions , ce n'est toûjours
que choses occasionnelles , par l'im-
portunité desquelles l'archée étant
émû , il represente la veritable scene
de la maladie. D'où entr'autres choses il paroît que les maladies ne sont
pas moins réelles, pendant , pour ainsi
dire , qu'elles se taisent & qu'elles
dorment ; que quand il arrive qu'elles
sont réveillées & qu'elles semblent
raisonner dans leur accés. C'est pourquoy j'ay dû tant de fois parler de
cette espece de Tragedie des maladies,
pour donner à la posterité l'esperance de retirer du fruit d'une chose si
importante , & dont neanmoins on
a si peu parlé. Connoissant donc l'arbre & le fruit de la maladie , c'est-à-
dire, sa cause & sa production , la

connexité & le progrés des causes qui
y concourent ; il faut presentement
s'appliquer à connoître les Remedes
que l'on desire depuis si long-tems,
& que l'on a jusqu'à present ignorez.

J'ay principalement consideré que
la maladie nous attaque en six manieres par lesquelles elle afflige nôtre
corps, comme si elle étoit premierement excitée par l'esprit du Démon,
pour imiter ensuite la semaine de la
création. Il s'ensuit de là qu'il faudroit seulement considerer six genres
de Remedes dans la Nature, si la divine Bonté n'avoit bien voulu communiquer à l'homme le caractere original de son unité qui se trouve gra-
vé par tout dans la nature, ayant par
sa toute-puissance Unité & sa simplicité répandu de tous côtez des Remedes excellens pour la destruction
des maladies. Mais l'entendement humain se trouvant naturellement trop
foible & trop lâche pour en faire la
recherche, on s'est contenté d'écouter Paracelse & de rechercher ses secrets, croyant par ce moyen reparer
toutes les fautes de la nature corrompuë

puë. Nous entreprendrons dans la suite de guerir les maladies aprés que nous aurons remarqué que la source unique de la vie fait toutes les infirmitez en se corrompant. Je ne disconviens pourtant pas que les maladies ne nous attaquent tous les jours en diverses manieres, & qu'elles ne viennent de differentes causes occasionnelles qui tendent toutes à nôtre destruction.

Premierement, les maladies arrivent necessairement dans le cours ordinaire de la nature par le défaut & l'extinction des forces vitales; d'où proviennent ensuite les difficultez des fonctions, & puis les excremens. Secondement, les maladies proviennent de l'inégalité de la force des membres, d'où suivent la disproportion & la disconvenance. Troisiémement, elles proviennent des desordres de la vie, dont l'immoderation surcharge & appesantit les facultez & en empêche les fonctions, comme sont les débauches des femmes, les saignées & toutes pertes quelconques des forces qui causent une mort avancée. En quatriéme lieu, elles proviennent des

F.

troubles & paſſions de l'ame & de l'archée débauché volontairement ou à l'occaſion de quelque matiere qui eſt ſurvenuë, dont les cauſes avoient été juſqu'à preſent inconnuës. En cinquiéme lieu, elles naiſſent de l'inconſtance de l'air, de l'injure des ſaiſons, de la reception des matieres qui cauſent les obſtructions & introduiſent le mal au dedans. Enfin, les maladies arrivent par les cauſes exterieures, comme ſont les playes, les ruptures, les chutes, les contuſions, les brûlures, les congélations, les morſures de ſerpens, qui toutes ne tendent qu'à détruire la vie & l'archée qui la conſerve, duquel toutes ces choſes tirent leur principe.

C'eſt pourquoy rapportans toûjours toutes choſes à l'Unité, nous regarderons Dieu qui y préſide, comme la ſource unique de la vie, & comme celuy ſeul qui permet toutes les maladies : c'eſt pour cela que nous devons encore l'honorer davantage, comme étant le diſpenſateur des Remedes. Ainſi quoique j'aye autrefois écrit ſur les ſecrets avec leſquels chacun en

particulier guérit presque toutes les
maladies par une seule vertu, qui est
la sépartion & modification des superfluitez ; neanmoins comme ces secrets
sont tres-difficiles à avoir & à préparer, ils doivent demeurer éternellement secrets entre les Mystiques. Mais
la guerison qui arrive par leur moyen
ne regarde pas tant immediatement
la maladie qu'elle regarde principalement sa cause occasionnelle anté-
cédente, ou du moins sa derniere
production & son dernier effet. De
plus, il y a tres-peu de ces Remedes
secrets, & la plûpart des hommes en
sont privez sans esperance même de
les acquerir. Ce qui peut provenir
de ce que la bonté infinie de Dieu ne
se communique qu'avec profusion, &
non pas par si peu de Remedes. Mais
je conjecture que le tems approche auquel la Bonté toute puissante veut ma-
nifester à ses fideles la science de l'essence des maladies qui a été inconnuë
jusqu'à present. Or ces secrets ne
sont découverts qu'à tres-peu de personnes, & seulement pour la gloire
de Dieu. Mais il y a apparence que

F ij

la divine Bonté aprés avoir découvert
l'essence intime des maladies, en voulant bien découvrir les Remedes à ses
fideles, & l'on verra par là que toute
la puissance de guérir n'est pas renfer-
mée dans les seuls Secrets. Ainsi je
n'ay pas crû qu'il fût impossible de
trouver un remede, qui par une vertu univoque rétablisse l'arbre de l'archée vicié par quelque alteration que
ce soit, puisque la nature étoit parfaite
avant que d'être corrompuë. Par consequent la vie & l'archée entant qu'ils
sont simplement la cause de l'être, sont
auparavant que le vice qui leur sur-
vient ; parce que comme la cause immediate de quelque indisposition que
ce soit est la vie même ; ainsi certai-
ment la consideration de la guérison
& du parfait rétablissement de la vie
alterée ou affoiblie est principale, premiere, plus intime & plus noble que
la guerison qui s'opere par les Secrets
ou excellentissimes mondificatifs. Car
quoique ces sortes de Secrets regardent & retranchent souvent l'occasion anterieure, leur action est neanmoins comme seconde à l'égard de la

guérison , laquelle vient des causes internes, qui ont été d'abord alterées & affectées. C'est par cette raison qu'elles demandent & principalement leur propre pacification par une indication naturelle qui est la principale de toutes ; puisque les natures mêmes ont toûjours été reconnuës operatives de la guérison des maladies. C'est ainsi que sous le voile du veritable esprit qui fait violence, on a reconnu que c'est la nature vitale même qui fait & engendre les maladies. Neaumoins depuis le tems d'Hypocrate jusqu'à Galien, & depuis ; l'examen & la speculation des maladies ont été negligez. C'est pourquoy ce que j'ay dit jusqu'à present de la maniere de les guerir en pacifiant & en appaisant l'archée, c'est-à dire, en reparant toutes ses alterations, est tout-à-fait nouveau & inconnu. Ainsi je m'expliqueray premierement par quelques histoires ou exemples, en considerant l'état, la paix, le repos & la docilité de l'archée.

Un certain Hibernois nommé Butler, qui étoit autrefois en considera-

tion auprés de Jacques Roy d'An-
gleterre étant prisonnier au Château
de Villevordes, eut compassion d'un
nommé Bailus Moine de saint François, celebre Prédicateur en Bretagne,
qui étoit aussi prisonnier avec lui. Ce
Moine avoit une éresipele formidable
au bras, & désesperoit presque de sa
guérison Butler trempa pendant un
peu de tems une certaine petite pierre
dans une cueillerée de lait d'amandes
& la retira en même-tems; il dit au
Geollier de donner cela à boire à ce
Moine, & que pour peu qu'il en prît
il seroit gueri dans une heure. Le
Moine ayant pris ce remede, fut aussi-
tôt gueri, & le Geollier fort étonné.
Le Moine qui ne sçavoit pas avoir
pris de remede, fut surpris d'une si
prompte guerison. Son bras gauche
qui étoit extremement enflé desenfla
aussi-tôt, & il y avoit peu de difference avec l'autre bras. Le lendemain
matin j'arrivai à Villevordes où j'avois
été appellé de la part des principaux
de la Ville pour être témoin de cette
guerison. Je fis amitié avec Butler qui
guerit en ma présence une vieille fem-

me blanchisseuse qui étoit malade depuis environ seize ans d'une migraine insupportable. Butler trempa la même petite pierre dans une cueillerée d huile d'olive pendant un instant ; aprés l'avoir retirée il l'essuya avec la langue & la serra dans un étuy. Il mit cette cuillerée d'uile dans une fiole dans laquelle il y avoit d'autre huile d'olive, & ordonna à la malade d'en prendre une goute & de s'en frotter la tête ; ce qu'ayant fait, elle fut incontinent guérie. Je demeurai si surpris de cette guer son subite, que Butler l'appercevant me dit en se moquant de moi ; Mon tres-cher, si vous ne parvenez à pouvoir guerir toutes sortes de maladies par un seul remede, vous ne serez jamais qu'un apprenti. Je demeurai facilement d'accord de ce qu'il me dit, parce que j'avois appris & connu que cela se pouvoit faire par les secrets de Paracelse. Mais je lui avoüai ingénument que cette nouvelle maniere de guerir m'étoit tout-à-fait inconnuë & me sembloit extraordinaire. Je lui dis qu'un jeune Prince de notre Cour, Vicomte de Gand, frere du Prince d'E-

pifoy, de la Maifon des Moles, étoit
gouteux, qu'il ne pouvoit plus fe cou-
cher que d'un côté, & qu'il étoit tout
difforme & plein de nœuds. Il me prit
là main, & me dit; Voulez-vous que
je gueriffe ce jeune homme ? je le ferai
pour l'amour de vous. Je lui dis, qu'il
étoit fi opiniâtre, qu'il aimeroit mieux
mourir que de prendre un feul remede.
Hé bien il n'en prendra point, dit Butler, je ne lui demande autre chofe que
de toucher tous les matins cette pierre
avec le bout de la langue, & que pendant trois femaines il lave tous les jours
fes nœuds & les endroits malades avec
fon urine, & vous le verrez incontinent
gueri & fe promener : allez, & lui dites
cela. Je retournai auffi-tôt à Bruxelles
pour rapporter au Prince ce que m'a-
voit dit Butler; le Prince répondit;
Qu'il feroit volontiers ce que je lui
difois, & que fi Butler le guériffoit
de cette maniere, il lui donneroit
tout ce qu'il voudroit. & qu'il met-
troit en dépôt la fomme qu'il deman-
deroit. Je rapportai le lendemain
tout cela à Butler qui s'en fâcha :
vraiment, dit-il, voilà une belle propofition.

position que me fait ce Prince; jamais
je ne le foulageray; j'ai bien affaire
de fon argent. Je ne pus jamais l'engager de faire ce qu'il avoit promis,
cela me fit douter fi ce que j'avois vû
n'étoit point chimerique. Il arriva cependant qu'un de mes amis qui étoit
le Maître de la verrerie d'Anvers,
qui étoit extrêmement gras, pria in-
ftamment Butler de le délivrer de fa
graiffe. Butler lui fit prefent d'un
petit morceau de fa pierre pour qu'il
la léchât une fois tous les matins avec
le bout de la langue pendant un peu
de tems; ce qu'ayant fait pendant
trois femaines, je vis fa poitrine re-
trecie d'un demi pied; & il ne s'en
eft pas moins bien porté. Cela me
fit croire qu'il auroit pû guerir le
Prince gouteux comme il me l'avoit
promis. Quelque tems apres j'en-
voyai à Villevorde prier Butler de
m'envoyer fon remede pour me guérir d'un venin qui m'avoit été donné par un ennemi caché. Je languif-
fois miferablement, tous les membres
me faifoient de la douleur, mon poulx
augmenta, & puis il devint inter-

mittant. Je tombois en défaillance, & toutes mes forces s'éteignoient. Aussi-tôt Butler qui étoit encore en prison commanda à mon valet de lui apporter une fiole d'huile d'olive, dans laquelle ayant trempé sa petite pierre comme l'autre fois, il m'envoya cette huile, & ordonna que je frottasse avec une seule goutte de cette huile l'endroit de ma douleur, ce que je fis sans en recevoir de soulagement. Mon ennemi étant tombé malade & prêt à mourir commanda qu'on vint de sa part me demander pardon de son peché; c'est ainsi que je connus qu'il m'avoit donné du poison. Je fis tout mon possible pour éteindre ce poison lent, dont avec la grace de Dieu je me gueris. Ma femme étoit depuis quelques mois incommodée d'une douleur au bras droit, en sorte qu'elle ne pouvoit pas seulement lever la main. Elle étoit devenuë si enflée depuis les pieds jusqu'aux aînes, que la marque de mes doigts demeuroit imprimée fort avant dans son enflure : & parce que mon mal étoit la cause de sa tristesse,

elle ne vouloit prendre aucuns remedes jusqu'à ce que je fusse gueri. Ma
femme voyant que l'huile de Butler
m'avoit été inutile, elle voulut se
moquer de ma credulité devant quelques serviteurs ; elle se frotta le bras
droit d'une seule goutte de cette huile ;
& à l'instant contre toute esperance,
il fut entierement guéri. Nous fûmes
tous étonnez d'un evenement si subit
& si prodigieux. Elle se frotta aussi
les chevilles des pieds avec une goutte de cette huile, & dans un quart
d'heure toute l'enflure fut passée, &
graces à Dieu elle vécut encore dix-
neuf ans aprés, en bonne santé.

Une de nos servantes ayant appris
ce qui étoit arrivé à sa Maîtresse,
elle demanda quelques gouttes de cette huile, parce qu'elle avoit à la jambe droite une éresipele mal guerie,
ayant encore la jambe plombée & enflée jusqu'aux doigts du pied. Le soir
en se couchant elle frotta son mal
avec quatre gouttes de cette huile,
le matin il n'y avoit plus aucune apparence de mal, & la servante fit toutes ses fonctions comme elle avoit ac-
G ij

coûtumé de faire avant sa maladie.
Elle allale même matin à l'Eglise de la
sainte Vierge, s'en reyint gayement
& m'apporta de l'eau de la Fontaine
sainte Anne qui en est fort loin. Une
Demoiselle étoit depuis plusieurs mois
si incommodée des deux bras, qu'elle
ne pouvoit lever la main en haut ; elle
se les frotta avec quelques gouttes de
cette huile, & dans une aprés dînée
elle fut rétablie en parfaite santé. Je
demanday aprés cela à Butler pourquoy tant de gens étoient si promptement gueris avec son remede, dont je
n'avois pas reçu le moindre soulagement. Il me demanda quelle maladie
j'avois. Quand il eut appris qu'elle
venoit de poison, il me dit ; Que
comme la maladie avoit commencé
interieurement, il falloit avaler son
huile ou lécher la pierre, parce que
la douleur n'étoit pas topique ou externe ; mais qu'elle provenoit & étoit
entretenuë du dedans. J'observay
aussi que cette huile perdoit insensi-
blement de sa vertu ; parce que cette
pierre qui n'y avoit trempé que legerement, n'avoit pas radicalement　&

totalement transformé cette huile ;
mais luy avoit feulement communiqué une odeur ou vertu paffagere,
dautant que cette pierre reffembloit à
du fel marin fondu, par fa couleur
& par fon goût : Or il eft conftant
que le fel ne fe mêle point parfaitement avec l'huile.

Butler guérit auffi une Abbeffe qui
eft affez connuë, en luy faifant toucher fa pierre avec fa langue. Cette
Abbeffe avoit le bras droit enflé, les
doigts étendus & immobiles, & il
y avoit dix-huit ans qu'elle étoit en
cet état. Tous ceux qui furent témoins de ces güerifons furprenantes
le foupçonnerent de magie ; car c'eft
la coutume du peuple de rapporter
au Diable & aux enchantemens ce
qu'il ne peut comprendre. Cependant
le Remede me paroiffoit naturel, il
n'avoit d'extraordinaire que fa petite
quantité, il n'y falloit ny ceremonies,
ny paroles, ny chofes fufpectes de
magie.

Quoique l'on ne comprenne pas
les chofes, il ne faut pas pour cela
les rapporter au démon ; mais il en

faut donner la gloire à Dieu. Ces
femmes n'avoient point été à Butler
comme à un homme Magicien, au
contraire elles n'avoient d'abord aucune confiance en luy. Mais on aura
beau dire en sa faveur, cette facilité
& promptitude de guerir demeurera
long-tems suspecte à plusieurs personnes. Le peuple a l'esprit foible ; &
comme il est incapable de juger des
choses difficiles & extraordinaires, il
les attribuë plus facilement aux trom-
peries du diable qu'à la bonté de
Dieu, qui est le Createur de la nature
humaine, le Reparateur, le Sauveur,
le Pere, & le Protecteur des pauvres.
Ce n'est pas seulement le peuple qui
donne dans ces illusions ; les gens de
lettres n'en sont pas toujours exempts,
parce que la plûpart n'étant pas encore assez instruits, suivent les o-
pinions populaires. Ils sont comme
des enfans, qui n'étant jamais sortis
de la maison de leurs peres, écoutent
sans reflexion tout ce qu'on leur dit.
Ceux qui n'ont pas sçû jusqu'à present que toutes les maladies se renferment dans l'impetuosité de l'esprit

vital, ou qui par la lecture de mes écrits n'ont pris qu'une impreſſion legere de cette maniere de guérir, retourneront facilement aux preceptes des Medecins ordinaires auſquels ils ont été accoûtumez dés le commencement de leurs études, & me quitteront pour s'attacher de nouveau au ſyſteme des humeurs.

Pour moy qui recherche les choſes plus profondément, & ne rejette point ſur le diable les bienfaits de Dieu; j'ay trouvé entr'autres que toutes choſes ſont formées dans la nature d'une ſemence inviſible que le Createur y a répanduë pour produire tous les êtres materiels; & ces ſemences venant à germer, produiſent les êtres que Dieu avoit renfermez dedans. C'eſt pour cette raiſon que j'ay enſeigné que les maladies prennent leur commencement d'une ſemence encore plus inviſible, & que par conſequent il n'eſt queſtion que de détruire cette cauſe de la maladie. J'ay dit d'une ſemence inviſible; car on peut dire que la maladie étant une ſuite du peché, elle procede, pour

ainſi dire , du non-être ; parce que le
peché n'eſt qu'une privation , & que
la privation eſt un veritable neant ; en
effet l'on voit ſouvent que pluſieurs
maladies ſe gueriſſent avec l'application exterieure des preservatifs , comme il arrive ſouvent dans la peſte , le
mal caduc & autres maladies , & c'eſt
ainſi que nous avons vû la ſanté rétablie par l'onction de l'huile de Butler.

La pierre de Butler eſt par la bonté
de Dieu un Remede familier & agreable à l'archée humain , ou principe de
la vie ; car elle procure par ſa ſimplicité la paix & le repos de l'archée.
Ceux qui commencent à étudier la
Medecine , doivent remarquer qu'au
moment de la morſure du Serpent , la
partie enfle extrêmement avec grande
douleur , à cauſe de la colere & tem-
pête de l'archée irrité , & qu'une A-
beille en colere excite dans le moment
par ſa piqueure une tumeur dure &
douloureuſe. Si la lepre ou la peſte
nous infectent dans un moment de ſon
venin contagieux , pourquoy nôtre archée qui en eſt ainſi ſoüillé ne recevra-
t'il pas volontiers la communication

d'un si puissant Remede , puisqu'il est
vray que les Remedes ont au moins autant de force & de pouvoir dans la nature que les poisons; & la bonté de
Dieu autant que les mauvaises choses.
Il est donc raisonnable de croire qu'un
prompt accés de maladie peut être
incontinent repoussé par une espece de
reflux. J'ay vû une femme grosse qui
étoit menacée d'un panaris au doigt
qui étoit enflé presque aussi gros que
le bras, dont elle avoit pendant quelques nuits souffert des douleurs jusqu'à perdre le sommeil; elle envelop-
pa son doigt avec du sang & de la
peau fraîche d'une Taupe, & il fut
parfaitement rétably. La raison ne
veut-elle pas que l'antidote ait du
moins autant de vertu que le venin ?
Aussi voyons-nous que l'Orvietan
si connu & si celebre , arrête dans
un moment les convulsion s, les douleurs & les sincopes causées par le venin , comme si on n'avoit pas pris de
poison. De même que la maladie est
un défaut de la nature & une prévari-
cation de l'archée , le Remede est aussi
une participation de la Bonté divine ,

par laquelle la vertu luy eſt donnée de
réparer tous ces défauts. C'eſt pour
cela que le Remede eſt beaucoup plus
puiſſant & plus prompt que le mal ;
c'eſt la preſence efficace du remede
qui délivre l'archée de ſes embarras,
en appaiſe les fureurs, & en même
temps luy imprime ſa vertu éminen-
te & médecinale pour laquelle il a été
créé avec cette maniere prompte de
guérir. Il eſt conſtant que ſi l'on trempe la pierre de Butler dans une cüeil-
lerée d'huile, & qu'on verſe cette huile dans un pot ou même dans une ba-
rique pleine d'huile, tout devient remede ; de même qu'une odeur puante infecte tout un vaſe par ſa conta-
gion.

Il eſt certain que les Remedes de
Chirurgie ne gueriſſent point autrement que par leur odeur & par le ſeul
attouchement de la partie bleſſée : car
les emplâtres & les huiles n'entrent
point dans la compoſition vitale de la
ſubſtance, ny dans l'aliment de la partie bleſſée. Quand les ulceres naiſſent
ou arrivent en certaine partie, comme les cancers, les louppes, &c. le-

seul attouchement d'un remede puissant suffit pour éteindre le venin que la
colere de l'archée y a produit. C'est la
même chose des excrescences & des
productions qui s'arrêtent en certains
endroits, quoiqu'elles ayent auparavant pris leur naissance d'ailleurs, &
qu'elles se soient enfin fixées dans un
lieu ; parce que l'onction externe du
remede domte tout l'archée par son
seul attouchement & sa contiguité.
C'est de cette sorte que la dent d'un
animal enragé, quoique parfaitement
nettoyée par l'air auquel on l'a expo-
sée, ne laisse pas de communiquer encore quelquefois la rage. C'est ainsi
que le remede de nôtre pierre guerit
les affections internes, operant neanmoins plus efficacement & plus promptement quand on le prend par la bouche ; de même que certains poisons
sont sans effet quand ils ne touchent
que la peau : que si ces sortes de remedes touchent le bout de la langue
même legerement, ce n'est pas merveille que tout l'archée en soit aussi-
tôt affecté, appaisé & adoucy ; dautant que cette pierre est de la nature

du fel qui ne fe fond point dans l'huile,
dans laquelle il ne fe mêle d'autre partie qu'une douce odeur. C'eft ainfi
qu'agit l'odeur puante de la trace d'un
peftiferé.

Il me femble que la Sainte-Ecriture
dit quelque chofe de cette pierre ; voicy comme elle parle : Les Apoticaires
compoferont des onguents de douceur
dont la vertu ne fera point épuifée.
C'eft-à-dire, qu'en trempant la pierre
de Butler dans l'huile, à peine le fond
de fa vertu medecinale en eft-il diminué. C'eft pourquoy fi cet excellent
Remede eft pris par dedans, pour lors
non feulement il change le fang en
un médicament femblable au baume ; mais les excremens mêmes, par
exemple, l'urine, font empreints de
fa bonté, comme les œufs d'une poule
fentent la faîne quand elle en a été
nourrie, & que l'urine d'un enfant
à la mammelle fent l'anis quand fa
nourrice en a mangé , & que ceux
qui mangent des afperges en rendent
l'odeur par les urines ; de même l'u-
rine guérit par fa propre lotion ou
onction toutes fortes de maladies qui

ont leur fiege dans l'habitude du
corps. La bonté de Dieu a voulu qu'u-
ne feule de ces pierres pût fuffire à plufieurs milliers de perfonnes, afin que
le Medecin ne s'excufe point de guérir
les pauvres, fous prétexte de la grande
dépenfe. En un mot, toutes les maladies font gueries de ce feul Remede,
foit par onction ou en le touchant feulement du bout de la langue, fur tout
fi on avale à l'inftant fa falive. Il faut
donc que la vertu de ce Remede foit
bien grande, puifqu'il guerit promptement les poifons & la pefte. La
Philofophie m'apprend que ce Remede doit être un corps détruit, reffuf-
fcité & comme glorifié, en forte qu'il
ne foit plus capable d'être foüillé par
la fublimation des parties vicieufes. D'où il s'enfuit qu'il doit être
beaucoup plus puiffant & plus ope-
ratif que quelque venin peftilentiel
que ce puiffe être; parce que le venin de la pefte eft fimple & a fon fiege dans un air ou efprit corporel; &
quoique le venin de la pefte fermente plus familierement ou naturellement à caufe de la convenance qu'il a

avec la nature humaine, il n'en est pas pour cela un plus puissant venin. Il est vray que le venin produit un venin, mais il est semblable au levain du premier venin produisant, & non pas plus fort, parce que le produisant ne peut pas élever la vertu du produit audessus de ses propres forces. Au contraire, dans un remede ressuscité, la bonté du remede simple est augmentée à mille degrez, & se répand par son odeur legere, se dilate dans tout le corps, & au même instant commande à l'archée present de se contenir en paix. Voilà comme opere ce mystere, qui est l'effet de sa vertu, la vraye esperance de la vie, & la joye de l'archée. D'où s'ensuit que toute la vertu des médicamens ne consiste presque que dans la communication de l'odeur ou d'un certain parfum presque momentanée. Ainsi il n'y a pas lieu de tant s'étonner que les huiles parfumées de la pierre de Butler guerissent dans le moment par leur odeur. Ce sont des murmures d'apprentifs contre l'experience des Maîtres. Il paroîtra tout-à-fait chimérique, quoy qu'admirable, aux esprits accoûtumez, à condamner les choses extraordinaires, que l'archée en fureur s'endorme tout d'un coup, comme par une espece d'enchantement, ou soit tellement corrigé, qu'il cesse de nuire & faire mal. Ce qui n'est assurément point si admirable, puisque toutes choses tendent naturellement à être & demeurer ce qu'elles sont, & qu'elles cessent facilement d'être nuisibles, pourvû qu'on les rende douces, dociles & capables d'appaiser leur tristesse ou leur fureur. Le Texte sacré me persuade que la pierre de Butler peut guerir tous les ans des milliers de malades par sa vertu comme infuse avec un seul grain de ce Remede. Voicy ses paroles ; La vertu de ces sortes de Remedes ne sera point épuisée. J'ay été obligé de croire, ce que j'ay vû de mes yeux ; qui est que si on trempe cette pierre dans une cueillerée d'huile ; puis si on met cette cueillerée dans une fiolle d'huile, elle devient une excellente medecine.

Je me suis long-temps appliqué à plusieurs experiences pour trouver la composition de la pierre de Butler.

En travaillant à ce grand Remede,
j'ay appris que dans le genre des Remedes vegetaux il y a un simple nommé chameleon ou chardonette, & un
autre appellé persiquaria, persicane
ou poivre aquatique, qui par leur seul
attouchement emportent à l'instant,
du moins diminuënt tres considera-
blement des douleurs atroces. J'ay
aussi vû un os du bras d'un Crapau
emporter du premier attouchement le
mal des dents, & j'ay remarqué certaines autres choses guerir le mal caduc & semblables infirmitez. Cela
m'a porté à croire que dans le genre
des simples il se trouvoit des Remedes
pour toutes sortes de maladies, mais
qu'ils n'étoient que particuliers & non
pas universels. C'est pourquoy j'ay pré-
feré les mineraux aux vegetaux, comme étant enrichis de la durée d'une
longue suite de tems. La Sainte-Ecriture m'apprend qu'il se trouve de
grandes vertus dans les pierres; & j'ay
connu que toute la couleur & la vertu
des pierres précieuses est tirée des métaux. Elle assure encore que leurs vertus sont tres-grandes, quoy qu'elles
soient

foient enfermées & comme fcellées
fous la dureté de leur criftal. C'eft
pourquoy j'ay confideré que les mêmes
vertus des pierres précieufes nous font
plus familieres & plus faciles à traiter
dans les corps métalliques. Pic deman-
doit à fa femme, pourquoy l'or, du
commandement même & de l'appre-
ciation de Dieu, eft d'un fi grand prix?
Mais elle ne put répondre à la queftion. Il eft certain que les fept metaux
ne portent les noms des fept planettes,
que parce qu'ils en ont reçu les vertus celeftes; du moins font-ils le fuc
& la fubftance la plus exquife de tout
le globe terreftre; & c'eft pour cela
qu'ils font la récompenfe des travaux
des hommes. Mais le Pere des pauvres qui a tant de foin d'eux, n'a pas
difpofé le Soleil & la Lune, je veux
dire l'or & l'argent pour la guerifon
de leurs maladies. Au contraire, il
les a fi fortement fcellez, qu'ils fur-
paffent prefque toute l'adreffe & la capacité des artiftes. De maniere que
quand il les eftiment tres-ouverts, ils
y trouvent encore les mêmes obfta-
cles, ils n'en peuvent rien tirer. Quant

H.

au mercure ou argent vif, quoiqu'il
paroisse fluide, & par cette raison ouvert; il n'y a pourtant rien dans la nature de si fermé, comme j'ay fait voir
ailleurs amplement en traitant des sujets volatils ou fugitifs. En sorte qu'à
peine un entre cent mille artistes parvient il aux arcanes qu'on peut tirer
du Soleil, de la Lune, & du Mercure. Il y a outre ceux-là quatre autres métaux qui obéïssent plus facilement aux operations des artistes. Paracelse se vante de pouvoir guerir deux
cens especes de maladies par la seule
vertu du plomb, & il assure qu'il n'y
a rien qui agisse si puissamment sur
l'humide radical que le premier être
du cuivre, ny rien de si doux & de si
propre pour allonger la vie, que le
souffre du vitriol, parce qu'il repré-
sente le souffre des Philosophes. Enfin, le mars ou fer, quoique tres-vil
& méprisé d'un grand nombre de gens,
est neanmoins estimé par Paracelse pour
un tres-bon Remede. Il est vray que
les corps metalliques, quant à leur
mercure, sont scellez du sceau d'une
homogeneité parfaite : mais leur souf-

fre se laisse traiter quand on le sçait
rendre traitable. Enfin, j'ay eu si fort
la pierre de Butler en tête, que je ne
pensois à autre chose, & que j'en fai-
sois des songes ; il me sembloit souvent
que je voyois de jeunes Chimistes en
sueur verser des trochisques enflammez
semblables à la pierre de Butler. Ensuite j'essayay plusieurs fois de la faire :
Et quoiqu'il me semblât être parvenu
à la même que j'avois vûë entre ses
mains ; il est pourtant vray que je n'a-
vois pas réüssi. Je connus enfin que
mes fautes venoient de l'ancienne &
ordinaire erreur des Ecoles, & que
ceux qui jusqu'à present n'ont préten-
du guerir que par le retranchement
des causes occasionnelles, ont eu besoin d'un certain tems & d'une certaine quantité de Remedes pour parvenir à la guerison. Mais ceux qui veulent guerir par le seul rétablissement
de l'archée alteré, en se servant d'un
ferment doux, n'ont pas besoin de la
quantité des Remedes, puisqu'ils peuvent guerir par la seule vertu de l'o-
deur du ferment. Comme j'étois encore dans l'ancienne erreur, & que

H ij

je ne connoiſſois pas bien l'eſſence du
mal, je croyois qu'une grande maladie ne pouvoit être guerie que par
une grande quantité de Remedes donnez pendant un long eſpace de tems.
Ainſi je meſurois la grandeur du remede par ſa quantité, & non par ſa
vertu, comme font auſſi les Ecoles
avec leſquelles je ſuis tombé dans l'erreur. Ce qui m'avoit principalement
trompé, c'eſt que je croyois que comme deux Chevaux traînent davantage qu'un ſeul, & qu'un pain en ier
nourrit plus que ſa moitié ; je penſois
auſſi qu'un Remede reſtauratif de
l'archée devoit contenir une grande
quantité de Medecine pour ſurmon-
ter les effets & les ſuites des maladies, & je n'avois pû encore me dé-
faire de mes préjugez, qui étoient de
regarder les maladies par leur cauſe
occaſionnelle, au lieu de les conſide-
rer par leur veritable cauſe efficiente. J'étois tombé dans cette erreur,
parce que je n'avois pas encore bien
compris que l'archée & la vie même
cauſent & entretiennent des maladies ;
& je comprenois encore bien moins

qu'étant dévoyez ils résistoient & ré-
pugnoient à se soumettre à un ample
remede. Je connois une certaine liqueur avec laquelle si on se frotte
legerement la main, qu'on la laisse
secher, & que l'on touche ensuite la
barbe, les sourcils ou la tête, tout
le poil tombe en peu de tems. S'il y
a des venins qui éteignent par un leger attouchement la vie vegetative
du poil qui croît même sur les cada-
vres, pourquoy les Remedes qui agis-
sent par vertu, & qui ont celle de
rectifier par leur seul attouchement les
égaremens de la vie, n'appaiseront-
ils par les irritations de l'archée étant
donné en petite quantité. Il est vray
que j'ay eu de la peine à comprendre
cela, tant à cause de la prévention où
les Ecoles m'avoient jetté, que parce
que je voyois que si un grain de poison tuë, une dragme tuera encore
plus promptement. J'étois dans cette
erreur, parce que je n'avois pas encore assez bien connu que toutes les
maladies viennent de l'archée dévoyé
ou irrité, & que le Remede potesta-
tif est doüé d'une excellente vertu „

par laquelle il rétablit l'archée & répare ses défauts. C'est pour cela que ces sortes de Remedes doivent être donnez, sans que le malade ou l'archée s'en apperçoivent; autrement l'archée se fâche & s'échauffe encore davantage en appercevant que l'on s'efforce par les Remedes de calmer son trouble. Il se met en fureur, refuse les Remedes, s'obstine, sort de regle, & augmente l'idée qui fait son mal.

Mais revenons au Remede de Butler, qui guerit en le touchant avec le bout de la langue, ou en le prenant au poids d'un grain. J'ay donné le nom de Drif à cette Pierre, & aux semblables Remedes potestatifs & fermentatifs, parce qu'il signifie sable, ou terre vierge; & que dans les Animaux ou êtres sensitifs, ces Remedes chassent, comme fait un sable mouvant, toute l'irritation & tout ce qui leur est étranger.

Je diray premierement les choses qui sont necessaires à la composition de cette pierre; puis j'enseigneray, autant que le doit faire un Philosophe, la maniere de la composer.

Il faut premierement que cette pierre soit un corps métallique ; qui par sa
longue durée marque l'incorruptibilité , qui par une faveur du Ciel ait
acquis la perfection de son être, & qui
par une grace particuliere du Tout-
puissant , semble être destiné au soulagement des miserables & des pauvres.

Secondement , cette pierre n'est
point de ces secrets extraordinaires
que Dieu ne communique qu'à tres-
peu de Sçavans, ou à quelques-uns de
ses Elûs , puisque nôtre Drif semble
être principalement destiné au soulagement des pauvres.

Troisiémement , il faut que cette
pierre soit tirée d'un corps naturel
qui participe de la benignité métallique , qui auparavant soit rendu par
la mort & obéïssant & ouvert , non
pas avec l'extinction de ses forces &
vertus , comme seroit le cadavre d'u-
ne personne morte de sa mort naturelle , mais qu'il soit ouvert par l'artiste en retenant ses proprietez , dé-
livré de ses obstacles , & comme ressuscité & même enrichi, tout-à-fait
renouvellé , & sortant récemment du
feu.

Quatriémement, il faut qu'il foit reſſuſcité comme de la mort, tout-à-fait volatil & ſpirituel ; c'eſt-à-dire, deux ou trois fois ſublimé avec l'adjonction des choſes neceſſaires.

Cinquiémement, mais parce que les volatils periſſent bien-tôt en ſe diſſipant, & s'évaporent avant même d'être avalez, d'avoir penetré l'eſtomach & les viſceres, pouſſé & communiqué leur excellence, & pacifié l'archée ; cette pierre demande qu'aprés une parfaite volatiliſation, elle ſoit unie à quelque corps amy, agreable & familier à l'archée qui la retienne comme dans ſon ſein pour la communiquer au corps humain ; & pour cela ce corps doit tenir le milieu entre le facile & le difficile à évaporer & diſſiper au feu. De plus, elle y doit être unie par un moyen, lorſque ſa plus grande chaleur eſt preſque adoucie, de peur que la plus grande partie du volatil ne s'évapore en l'uniſſant.

Sixiémement, il doit juſqu'alors non ſeulement par la conſtance de ſon corps, mais encore par l'étenduë de ſes forces & vertus, être entierement

ment fermentatif, en sorte que par la
communication excessive de son odeur
il puisse étendre ses vertus jusqu'à l'archée pour l'adoucir & l'endormir.

Aprés avoir décrit la pierre de Bur-
dans les six articles précedens ; nous
en allons presentement donner la composition dans les six qui suivent.

Nous avons enseigné au Livre de la
pierre chap. 8. une maniere particuliere de distiller l'esprit du sel marin,
avec de la terre à potier ou argile des-
sechée ; parce que le sel marin nous
est tres convenable.

Pour faire cette pierre, il faut prendre le residu du sel marin qui demeure dans les féces, qui est le marc
ou la lie, qu'on appelle *caput mortuum*,
ou tête morte. Ce sel par la perte
de ses esprits en attire d'étrangers,
qu'il renferme en lui, sans les fixer
parfaitement. 2. J'ai enseigné qu'on
ne peut séparer le premier être de
Venus que par la mort & separation
de son mercure d'avec son soulphre ;
& même que ce soulphre n'est tiré
que par les adeptes, dont le nombre
n'étant que des Elûs, est tres-rare &

I

tres-petit. 3. J'ai encore enseigné,
que dans le vitriol & dans le cuivre dissous & plusieurs fois distillé,
le cuivre actuel y reste encore. 4.
Cette pierre demande du moins une
séparation de Venus d'avec les féces
du vitriol, laquelle ne se peut faire
que par sublimation. 5. Cette sublimation se fait & se perfectionne par
un être étranger fermental & parfaitement ami de l'archée. 6. Ayant fondu du sel marin extrait de féces ; mê-
lez-y avant sa parfaite condensation
environ trois fois autant d'être ou es-
sence de Venus ressuscitée par sublimation & accompagnée de son ferment
étranger, & couvrez incontinent le
creuset ; puis quand tout sera parfaitement refroidy, broyez-le en
poudre sur le marbre, & y ajoûtez
environ dix fois autant de mousse de
crâne humain, qu'il y a d'essence de
Venus ; & faites des trochisques de
cette poudre avec de la colle de
poisson dissoute : vous aurez un tres-
excellent remede, ce sont les propres
termes de Vanhelmont.

Est il possible que les Maîtres de

l'Art, aprés avoir lû tout ce que cet Auteur dit au chap. 8. de la Pierre & de la Gravelle; au chap. 14. des Fiévres & de son essence deVenus;avec tout ce que M. l'Abbé Rousseau dit de la préparation du vitriol, du salpêtre & du sel; est-il possible, dis-je, que les habiles gens ne voyent pas que le soulphre externe, que Vanhelmont dit n'être point essentiel au Venus, & qui est particulierement destiné de Dieu pour la Medecine & pour le soulagement des pauvres malades, n'est autre que l'huile mere qui reste aprés la séparation de tout le sel ou vitriolqui contient son soulphre & son mercure essentiel & métallique ? Mon frere a enseigné la maniere de rejetter ce sel pour sublimer ensuite, c'est-à-dire, rectifier l'esprit de cette huile ou souffre,lequel est l'élement du feu ou souffre de Venus, dont ce Philosophe fait la base & le capital de ses Remedes universels.

Qui ne voit que ce ferment étranger, dont cet esprit de Venus doit être accompagné, n'est autre que le mercure de Jean de Vigo cy-devant décrit au chap. 4. Ce ferment est ve-

ritablement étranger au Venus , puiſqu'il eſt eſſentiel & conſtitutif de l'argent vif qui eſt une autre eſpece de
metail , quoiqu'ils ſoient tous d'un
même genre , comme procedans d'u-
ne même racine metallique. Le mercure étant ainſi préparé , Helmont y
joint ſon feu de Venus pour le rendre
parfaitement diaphoretique , & univerſel. Et pour les rendre tous deux
ſolides , les corporifier davantage &
les fixer comme en une eſpece de pierre ; Il les unit avec un veritable corps
ou alcali fixe de ſel marin ſeparé preſque de tous les eſprits , de la maniere
qu'il a enſeignée au chap. 8. de la pierre , afin qu'il retienne plus fortement ceux cy & ſe les uniſſe plus parfaitement. En travaillant ainſi , vous
avez l'aſſemblage philoſophique de
l'eſprit du mercure, du ſoulphre deVenus , & du corps du ſel réunis enſemble & un remede beaucoup meilleur
que le precedent qui n'eſt compoſé que
du Venus & du mercure.Quoique l'on
attribuë de grandes vertusà la mouſ-
ſe du crâne humain , il eſt aiſé de comprendre qu'elle n'eſt point de l'eſſence

de cette pierre. L'on peut même prendre en sa place de l'essence de sang humain, qui est aussi d'une grande efficacité. Le reste n'y sert que pour la forme exterieure, & pour la facilité de
mettre le remede en usage.

Voici la préparation du sel, du salpêtre, du vitriol, & semblables que
Vanhelmont enseigne au chapitre de
la gravelle cy-devant cité. Il y a seulement cette difference, que le vitriol
ayant suffisamment de colcotar ou tête
morte pour retenir son sel fixe, il faut
mêler parfaitement au sel marin, au
salpêtre & semblables trois fois autant
de terre à potier tres seche, pulverisée, & les incorporer ensemble, afin
qu'elle aide à retenir le sel fixe, & par
ce moyen à laisser aller les esprits mer-
curiels acides qui sont contraires à la
Medecine.

Prenez du veritable vitriol commun de Chypre ou de Hongrie tres-
pur & non adulteré. Faites-le cuire
& secher dans un grand vaisseau de
terre, jusqu'à ce que le pot se casse, &
que le vitriol soit dur comme une pierre; broyez-le en poudre & le distillez

pour le moins avec six cornuës de verre à la fois & tres-bien lutées, car celles de terre ou de pierre font trop po-
reufes ; lutez fi parfaitement le cou
de la cornuë à un grand recipient, que
rien ne puiffe exhaler. Pofez vôtre
recipient dans un fable humide, & le
couvrez d'un fac à demi plein de pa-
reil fable que vous humecterez de
tems en tems. La cornuë doit être à
demi pleine de vôtre poudre de vitriol
que vous diftillerez à feu gradué,
augmentant au feu de charbon dans
un fourneau à vent le plus ardent qui
fera poffible. Puis quand il ne paffera
plus d'efprits à ce degré de feu, vous
donnerez un feu de flamme & de reverbere le plus violent qu'il fera poffible jour & nuit pendant cinq ou fix
jours fans difcontiuation. Ne vous
étonnez pas, fi vôtre cornuë femble
fondre, le verre ne fera que s'incorporer dans le lut autant qu'il fera neceffaire. Mais ne manquez pas d'ôter
vôtre recipient pendant que le feu eft
encore tres fort, parce que les efprits
rentreroient dans la cornuë & dans les
féces au moindre refroidiffement. Pre-

nez vôtre colcotar ou *caput mortuum*, & le brûlez avec le double de fleur de soulphre, jusqu'à ce que tout le soulphre soit entierement consumé; arrosez ensuite le colcotar dans un vaisseau de verre avec son esprit distillé, le colcotar boira aussi-tôt l'esprit distillé. Vous n'en retirerez que du flegme inutil, parce que l'esprit restera dans le colcotar. Recommencez l'operation six ou sept fois, jusqu'à ce que l'esprit devienne rouge & surnâge le colcotar, c'est la marque de la saturité du colcotar, & qu'il faut cesser les imbibitions. Sechez ce précieux colcotar & le distillez jusqu'au dernier esprit qui sera jaunâtre & de l'odeur du miel. Retirez le recipient comme on a fait cy-dessus; gardez-le dans une fiolle de verre double bien bouchée; car s'il y tomboit la moindre goutte d'eau le vaisseau casseroit. Cet esprit ne peut être rendu traitable que par le mélange de celuy de la premiere distillation. On ne peut pas même verser une livre d'une fiolle dans une autre, sans qu'il s'en évapore au moins une once, tant il est subtil. Il faut remarquer que le *caput mortuum* du colcotar de la seconde diftillation eft encore de la nature du cuivre, & devient extrêmement verd. Il s'enfuit de là, comme j'ay déja dit, que le feu de Venus ne fe tire que par la parfaite deftruction du metal, & par une voye bien plus fecrete que celle dont j'ay parlé cy-deffus; (c'eft celle que M. l'Abbé Rouffeau a manifeftée.) Il dit que le vitriol qui abonde en cuivre eft moins propre à la diftillation & à la medecine que le commun; que le vitriol de Venus donne un efprit acide de fel mineral ou vinaigre mineral, comme l'efprit commun du vitriol, & non pas une liqueur volatile de cuivre, & que par confequent le foulphre de Venus, qui eft doux & non acide, eft proprement le fouplhre des Philofophes, deftiné à prolonger la vie. Il dit auffi que l'efprit de vitriol que j'ay enfeigné cy-deffus guerit quelques maladies chroniques, & que fon refidu ou colcotar eft tres-medecinal.

Ce raifonnement prouve, qu'en préparant du fel marin commun & du vitriol de Chypre ou de Hongrie com-

mun on tire le veritable foulphre de
Venus & le premier être du fel. Si
vous uniſſez les eſprits ſublimez de ce
foulphre au mercure de Vigo , vous aurez un remede beaucoup plus excellent que la compoſition que l'on feroit
avec l'eſprit de vitriol & le corps du
fel dont on a parlé cy-deſſus , parce
que dans ces préparations il reſte encore des acides & des mercures corrofifs contraires à la benignité qui eſt ſi
neceſſaire à un remede univerſel. Il
faut que le fel marin commun & le
vitriol de Chypre ou de Hongrie
commun ſoit préparé ſelon la methode de mon Frere , parce que de cette
maniere tous les criſtaux , c'eſt-à-dire,
tout le fel & le mercure metallique
font entierement ſeparez du vitriol ,
& tout l'eſprit mercuriel eſt ſeparé
du fel commun.

Abregé de l'operation.

Prenez de l'eſprit rectifié de mere
de fel marin une partie ; trois fois autant d'eſprit rectifié de mere de vitriol
de Chypre ou de Hongrie ; uniſſez

les philosophiquement avec deux parties du précipité rouge de Jean de Vigo; ajoûtez quatre parties d'essence de sang humain: vous aurez une composition bien plus excellente que tous les remedes qu'on a enseignez cy-dessus. Pour la rendre solide, il la faut incorporer avec du sucre candi, & de bonnes gommes & resines, comme sont le camphre, le mastic, le benjoin, la myrrhe, la gomme armoniac, & semblables.

CHAPITRE VI.

Troisiéme Remede universel, tiré des mineraux.

Monsieur Devisé rapporte dans son Mercure de l'année 1687. que feu M. l'Abbé de Commiers Prevost de Ternant a donné la composition d'une medecine universelle tirée de l'antimoine, que M. d'Aulede Premier President au Parlement de Bordeaux, a fait préparer par trois Artistes : Ce President dit, qu'un de ces Chimiſtes a réuſſi , & que les deux autres ont toujours manqué , n'ayant pû parvenir à la veritable préparation du nitre. Il aſſure qu'un malade qui avoit une fiévre continuë avec une inflammation de poitrine, a été parfaitement gueri en vingt-quatre heures par une ſeule priſe de ce remede , qui fut ſuivie d'une ſueur tres-abondante & fort puante. Qu'un autre a été gueri d'une pleureſie avec tranſport au cerveau. Qu'un frenètique qui étoit devenu comme démoniaque , ayant pris trois fois de cette medecine en trois jours de ſuite , a pareillement recouvré la ſanté , & qu'il a gueri ſa propre fille d'une pleureſie mortelle.

Compoſition de la Medecine univerſelle de feu M. l'Abbé de Commiers ; avec l'explication des difficultez.

Prenez du ſel nitre rafiné par ſolutions & coagulations dans de l'eau de pluye diſtillée , tant de fois que tout l'alun & le ſel commun qu'il contient en ſoient ôtez : ce que vous

connoîtrez quand il ne s'en produira
plus , & que le nitre en fortira au
même poids que vous l'y aurez mis.
Obfervez qu'il ne faut prendre que
celuy qui fe criftallife le premier dans
la premiere eau , c'eft le meilleur
& celuy qui contient toutes les plus
effentielles qualitez du nitre. Mettez ce fel fondre lentement dans un
vafe de fer ; & lòrs qu'il fera bien
fondu, jettez par deffus une petite
quantité de charbon de bois doux,
comme eft le faule bien pilé, qui fe
brûlera d'abord & fe confumera : reïterez peu à peu jufqu'à ce qu'aprés la
détonation le fel nitre foit fixe & qu'il
foit devenu d'une couleur un peu verdâtre ; ce qui arrive lors que le charbon ne fe fouleve pas, comme il faifoit
auparavant. Verfez vôtre fel nitre fondu dans un mortier de marbre bien
chaud ; quand le nitre fera refroidi , il
fera blanc comme une pierre d'albâtre
& caffant comme du verre. Pilez-le incontinent, & étendez la poudre fur
des lames de verre ou des affiettes de
fayance, ou de terre verniffée. Expo-
fez-le à l'air dans une cave , ou autre

lieu dans lequel il foit à couvert de la pouffiere, du Soleil, de la pluye, & de la rofée : penchez un peu les affiettes, & mettez deffous un vafe de verre pour recevoir la liqueur huileufe qui en coulera par défaillance ; car l'humidité de l'air refolvant les fels nitres dans l'efpace de quelques jours, vous trouverez deux fois plus pefant d'huile qu'il n'y avoit du fel nitre, fi l'operation eft faite dans un tems qui ne foit ny trop froid, ny trop chaud, mais temperé & humide. L'augmentation de l'huile vient de ce que vôtre nitre attire le fel nitre invifible qui eft dans l'air. Filtrez cette huile plufieurs fois, puis la mettez fur les cendres chaudes, dans une cornuë avec fon recipient pour en tirer une petite quantité de flegme. Mettez l'huile qui refte dans la cornuë fur une quarriéme partie du nouveau fel nitre préparé comme deffus. Remettez le tout en défaillance. Filtr z, retirez le flegme, & recommencez une troifiéme fois toute l'operation, vous aurez une huile ou effence tres-pure, tres-rectifiée &

telle que la demande M. de Com-
,miers. Cette huile eſt un tres-puiſ-
ſant menſtruë ou diſſolvant pour extraire l'eſſence ou teinture de toutes
ſortes de mixtes.

Kerckerin Commentateur de Baſile
Valentin a dit dans la page 145. que
l'eſprit de vin ordinaire ne ſuffit pas
pour tirer la vraye teinture du verre
d'antimoine, & qu'il en faut de préparé de la maniere ſuivante. Prenez
du ſel armoniac ſublimé trois fois,
quatre onces ; de l'eſprit de vin tar-
tariſé, & déflegmé dix onces. Mettez
le tout enſemble en digeſtion dans
un matras bien bouché, juſqu'à ce
que l'eſprit de vin ſoit chargé du
ſouffre ou feu du ſel armoniac, puis
diſtillez à l'alambic. Réïterez toute l'o-
peration trois fois ; vous aurez le vray
menſtruë pour tirer la teinture rouge
du verre d'antimoine. Mais comme il
n'eſt icy queſtion que de tirer la teinture de la teinture, l'eſprit de vin tar-
tariſé doit ſuffire. Prenez donc quatre
ou cinq parties de cette huile ainſi
rectifiée, & une partie du meilleur
antimoine ; ce que l'on reconnoît par

certaines rousseurs qu'il tire de la mine de l'or auprés de laquelle il se trouve. Basile Valentin dans son Char de
triomphe de l'antimoine, page 208. &
209. de l'impression d'Amsterdam, en
1671. veut que l'on prenne de la mine
d'antimoine qui n'ait point passé par
le feu. Aprés que l'antimoine ou la
mine auront été mis en poudre tres-
fine sur le marbre, mettez-le dans un
grand matras de verre & l'huile pardessus, observant que les deux tiers
du matras restent vuides : bouchez
le matras si bien, qu'il ne respire
point ; mettez en digestion à feu doux
ou de lampe, jusqu'à ce que l'huile
qui surnâge l'antimoine paroisse de
couleur d'or ou de rubis ; alors tirez
vôtre huile, & l'ayant filtrée par le
papier, mettez-la dans un autre matras à long coû, & mettez pardessus
pour le moins autant de tres-bon esprit
de vin bien rectifié sur le sel de tartre,
& laissez vuide pour le moins les deux
tiers du matras. Bouchez bien le matras dans lequel vous aurez mis vôtre
teinture d'antimoine avec vôtre esprit
de vin ; mettez en digestion de cha-

leur lente pendant quelques jours ,
jusqu'à ce que l'esprit de vin ait tiré toute la couleur de l'huile ou
teinture d'antimoine. L'huile de nitre restera au fond tres-claire & blanche , sur laquelle surnâgera l'esprit de
vin impregné de la teinture d'or d'antimoine. Tirez l'esprit de vin ainsi
coloré & le separez de l'huile de nitre
par décantation ; l'huile de nitre ser-
vira toujours à d'autres operations
pour tirer l'essence de l'antimoine autant de fois que l'on voudra.

Mettez vôtre esprit de vin dans un
alambic de verre ; distillez tres - doucement jusqu'à ce qu'il ne reste au fond
qu'environ la cinquiéme partie , laquelle retiendra avec soy la teinture
de l'antimoine , ou bien distillez tout
l'esprit de vin , ne laissant au fond que
l'essence de l'antimoine. Vous aurez en
liqueur ou en poudre la medecine u-
niverselle , par laquelle M. de Commiers a assuré qu'on peut se préserver
& guerir de toutes sortes d'infirmitez.

Si on s'en sert en liqueur, on en prendra cinq ou six gouttes dans du vin

ou du boüillon, ou quelque liqueur propre à la maladie. Si on l'employe en poudre, on en mettra 3. 4. ou 5. grains, plus ou moins ; car si la dose est un peu plus forte ou plus foible, elle ne peut nuire, comme font les medecines ordinaires qui ont presque toutes des qualitez veneneuses ; les malades sont gueris dans la seconde ou troisi'me prise. Lorsque le mal est opiniâtre, il faut augmenter la dose à chaque fois, & en prendre trois fois la semaine.

Cette medecine, dit l'Auteur, guerit non seulement toutes les maladies internes les plus inveterées, mais aussi les externes, étant appliquée en forme de baume sur les playes, les ulceres, & les gangrennes. Elle guerit les fiévres quarte, fiévre étique, l'hydropisie, le mal venerien, le mal caduc. Elle fortifie la tête, l'estomac & la digestion comme un or potable, puisque c'est la teinture aurifique de l'antimoine, qui est le premier être de l'or. Elle opere ordinairement par transpiration insensible; souvent par les sueurs & par les

urines, rarement par le bas , & encore plus rarement par le vomisse-
ment, & sans aucune violence. Le
malade n'est point affoibly comme par
les autres medecines : c'est pourquoy
on la peut donner à tout âge, à toute
complexion & en tout tems. Usez-
en, faites-en part au public, & sur
tout aux pauvres ; & benissez Dieu
qui a créé la Medecine.

CHAPITRE VII.

Quatriéme Remede universel tiré des
mineraux.

La Pierre de feu de Basile Valentin,
reconnuë pour Medecine universelle, même par les Medecins ordinaires ; avec toutes les préparations necessaires pour la faire, prises du même Auteur & de son Commentateur au Char de triomphe de
l'antimoine.

P Renez de la miniere d'antimoine
qui se trouve dans les mines d'or,

& partie égale de fel nitre, (l'Auteur dit fimplement nitre, fans parler de nitre préparé, il faut pourtant le préparer de la maniere qui fera cy-aprés enfeignée.) Broyez-les en poudres fubtiles, & les mêlez. Mettez-les fur un feu moderé & les brûlez enfemble fort doucement ; (c'eft en cette manipulation que confifte principalement cette operation,) vôtre mitiere deviendra noirâtre. Faites-en du verre, comme il fera cy-aprés enfeigné. Broyez ce verre en poudre fubtile, & en tirez la teinture rouge de couleur haute avec le fort vinaigre diftillé & fait de la propre miniere d'antimoine, de la maniere qu'on le dira cy-aprés. Retirez le vinaigre par diftillation au bain, il reftera une poudre ; (prenez bien garde, dit le Commentaire, de ne pas brûler les aîles de vôtre oifeau, qui commence à s'élever fur les hautes montagnes ;) de laquelle poudre vous ferez l'extrait avec l'efprit de vin tres-rectifié, ainfi qu'il fera cy-aprés enfeigné. Les féces refteront & vous aurez une belle teinture rouge & douce, qui eſt en grand uſage dans la Medecine. C'eſt le pur ſoulphre d'antimoine le mieux ſeparé qu'il eſt poſſible.

Si vous avez deux livres de cet extrait prenez quatre onces de ſel d'antimoine préparé, comme on dira ci-aprés ; verſez vôtre extrait deſſus, & les circulez du moins pendant un mois dans un matras ſcellé hermetiquement, le ſel s'unira au ſoulphre de l'extrait. S'il ſe fait des féces, il faut les ſeparer & en tirer encore l'extrait au bain-marie avec l'eſprit de vin préparé. Pouſſz à feu tres-fort la poudre qui reſtera, il paſſera une huile douce de pluſieurs couleurs, tranſparente & rouge. Rectifiez encore cette huile au bain-marie & en tirez la quatrieme partie, & alors l'huile ſera préparée.

Cette operation étant achevée, prenez du mercure vif d'antimoine fait de la maniere qu'on le dira ci-aprés : (le Commentaire dit, qu'il faut le veritable mercure des Philoſophes, ſans quoi on ne fera rien. On enſeignera ci-aprés la maniere de le faire.) Versez sur ce mercure de l'huile rouge de vitriol faite sur le feu, c'est-à-dire, avec de la limaille d'acier mêlée avec le vitriol, laquelle soit tres-rectifiée. Distillez le flegme du mercure à feu de sable, & vous aurez un precipité précieux d'une couleur admirable. Il est excellent dans les maladies chroniques & dans les ulceres, il desseiche puissamment les humeurs qui causent les maladies martiales, à quoi il est fortement aidé par l'esprit de l'huile qui est resté avec le mercure & qui s'est uni avec eux.

Prenez de ce precipité & de l'huile douce d'antimoine preparée, comme il est ci-dessus enseigné, parties égales. Mettez-les ensemble dans un matras bien scellé. (Le Commentaire dit, qu'il faut plusieurs mois, & qu'il ne faut pas presser cette union martiale : *puta* 6. mois,) & un feu convenable, (*puta* feu de lampe) avec le tems le precipité se dissoudra dans cette huile & se fixera ; le flegme même en est consumé par le feu, & il s'en fait une poudre rouge, seche & fixe, qui ne fume point.

Voilà, dit l'Auteur, la medecine
des hommes & des métaux. Elle eſt
agreable & douce, ſans danger, pe-
netrante & chaſſe le mal ſans provoquer de ſelles. L'uſage en doit être
proportionné au temperament, afin
de ne pas accabler la nature par l'ex-
cez, & de ne pas la priver de l'effet
par le défaut. Il ne faut pourtant
pas ſi ſcrupuleuſement craindre l'ex-
cez, car il n'eſt pas nuiſible; mais
il eſt propre à procurer le recouvre-
ment de la ſanté, & reſiſte au venin lorſqu'il y en a de caché. La doſe
ordinaire & ſuffiſante eſt de trois
ou quatre grains à chaque fois dans
de l'eſprit de vin ordinaire mêlé &
temperé avec de l'eau pure, ou dans
un boüillon, ou enfin dans un vehicule convenable. Elle guerit les vertiges, & toutes les maladies qui proviennent du pulmon, la difficulté de
reſpirer, la toux, la lepre, la verole, & ſouvent la peſte, la jauniſſe,
l'hidropiſie, toutes ſortes de fiévres,
le poiſon qu'on a avalé, les philtres,
& malefices. Elle fortifie tous les

membres, & le cerveau, la tête, & tout ce qui en dépend, l'eſtomac & le foye. Elle guerit toutes les maladies qui viennent des reins, purifie le ſang, rompt & pouſſe la pierre dehors, provoque l'urine retenuë par les flatuoſitez ; reſtaure & rétablit les eſprits vitaux, guerit les ſuffocations de matrice ; arreſte & provoque les menſtrües, mettant la nature dans l'état & la diſpoſition qu'elle doit avoir, procure la fecondité en rendant la ſemence ſaine & prolifique tant aux hommes qu'aux femmes. Si on la mêle aux onguents convenables & qu'on l'aplique exterieurement, elle guerit les cancers, les fiſtules, les os cariez, tous ulceres corroſifs, même le *noli me tangere* ; & tout ce qui vient de l'impureté du ſang : enfin, c'eſt un remede qui guerit les accidens qui peuvent arriver au corps humain.

Préparation du Nitre.

Quoyque Baſile Valentin ne parle dans ce livre d'aucune preparation du nitre, neanmoins on le doit préparer.

Le meilleur est celui qui se cristallise le premier dans la premiere eau, comme contenant toutes les plus essentielles qualitez du nitre.

L'on peut le purifier parfaitement en le dissolvant & coagulant avec de l'eau de pluye pure, distillée ; tant de fois qu'il n'y reste plus d'alun ni de sel commun dont il est beaucoup meslé ; & que le nitre en sorte au même poids qu'on l'y aura mis.

Mais il ne doit pas être calciné ou fixé ; parce que dans la calcination il perdroit avec sa partie inflammable volatile presque tout ce qu'il contient d'acides, qui doivent servir à la calcination de l'antimoine.

Pour faire le verre d'antimoine.

Prenez votre poudre impalpable ou mêlange d'antimoine & de nitre, calcinez-la parfaitement & doucement dans un fourneau à vent sur une thuile rebordée, évitant de recevoir la fumée, (car elle est dangereuse.) Remuez incessamment avec une verge

de

de fer jusqu'à ce que la matiere ne fume plus. Broyez-la de nouveau en poudre impalpable & la recalcinez & reïterez tant de fois, qu'elle ne se coagule plus en grumeaux, & qu'elle soit blanche comme de la cendre pure; puis mettez vôtre matiere dans un bon creuset dans le fourneau, donnez-lui feu de fusion tres-fort, jusqu'à ce que vôtre antimoine soit fluide & clair comme de l'eau, & le tenez en bonne fusion pendant trois ou quatre heures pour le cuire & rendre bien pur, clair & transparent. Jettez le ainsi dans un vaisseau de cuivre large, plat & tres-chaud, & vous aurez un beau verre d'antimoine.

Vinaigre d'antimoine ou Vinaigre des Philosophes.

Pour le faire, prenez six livres de miniere d'antimoine pulverisé tres-subtilement; mettez la en digestion dans un matras avec quatorze livres de pluye distillée; il faut que le matras soit demi plein, bien scellé, & le mettez à chaleur naturelle, ou dans le fumier de cheval pendant quarante jours, qui fera le temps que la matiere commencera à écumer & fermenter & non davantage : puis mettez cette matiere dans une cucurbite, a-daptez-y son chapiteau avec un grand recipient rempli jusqu'au quart d'eau pure, le tout bien lutté, ensorte que le bec de l'alambic entre assez avant dans le recipient, afin que l'eau qui sera dedans & celle qui distillera avant l'esprit puisse en toucher le bec & le surpasser de deux doigts.

Faites distiller l'eau à feu doux, & quand elle sera toute passée, augmentez le feu pour faire passer le sublimé. Broyez les féces avec le sublimé que vous aurez retiré & separé de l'eau par la distillation, & remettez sur le tout la même eau en nouvelle digestion, jusqu'à ce que la matiere commence à écumer ou fermenter, & puis retirez-la avec le sublimé, elle sera plus acre. Reïterez toute cette operation jusqu'à ce que l'eau soit aussi forte que le plus fort vinaigre de vin distillé; plus vous réïtererez, plus votre sublimé dimi-

·nuëra. Quand vous aurez fait le vinaigre ou acide, prenez de nouvelle
miniere, verſez le vinaigre deſſus &
qu'il la ſurpaſſe de trois doigts. Met-
tez-en digeſtion pendant douze jours
dans un pélican à chaleur douce,
vôtre vinaigre deviendra rouge &
bien plus fort qu'auparavant. Verſez
le vinaigre par décantation, & le
diſtillez ſans addition au bain marie,
le clair paſſera, & le rouge demeurera au fond, la teinture tirée avec
l'eſprit de vin eſt une excellente medecine. Rectifiez de nouveau le vinaigre au bain-marie pour le délivrer
de ſon flegme ; enfin diſſolvez dans
quatre onces de ce vinaigre une once
de ſon propre ſel, & le pouſſez fortement à feu de cendres ; le vinaigre
en deviendra plus fort & d'une plus
grande vertu. Il rafraîchit incomparablement plus que le vinaigre commun, & c'eſt un remede experimenté
contre la gangrenne cauſée par la poudre à canon, & contre toutes les
inflammations ; on l'applique en on-
guent avec le ſel & ſucre de ſaturne ;
ſi on le mêle avec l'eau d'endive &

le fel prunelle, il guerit l'efquinancie & l'inflammation de fang ; mêlé avec la troifiéme partie d'eau de fray de Grenoüilles, & appliqué fur les bubons peftilentiels il en tire le venin; & pris inrerieurement par cueillerées une fois le jour dans un temps de pefte, il rafraîchit tres-bien.

Préparation de l'efprit de vin.

Pour la faire, prenez quatre onces de fel armoniac fublimé trois fois, dix onces d'efprit de vin rectifié fur le fel de tartre & parfaitement dé-flegmé. Mettez ces matieres en di-geftion dans un matras bien clos, pour charger l'efprit de vin du fouffre ou feu du fel armoniac, puis diftillez à l'alambic. Reïterez toute l'operation trois fois, & vous aurez le veritable menftruë pour tirer la teinture rouge du verre d'antimoine. Elle fe tire auffi par fon propre vinaigre, & devient enfuite un tres-excellent remede.

*Préparation du ſel d'antimoine & de
ſon eſprit.*

Prenez une livre d'antimoine, deux
tiers de ſel de tartre , & l'autre tiers
de ſalpêtre. (Le Commentateur dit,
que le nitre eſt inutile , qu'il ne faut
que du ſel de tartre autant que d'antimoine, au lieu du tartre crû que
l'Auteur dit de prendre avec le nitre ;
ſçavoir, autant de tartre que d'antimoine, & la moitié autant de nitre
que de tartre.) Broyez le tout enſemble en poudre ſubtile, & faites fondre au fourneau à vent. Jettez dans
le baſſin de cuivre , laiſſez refroidir
le regule ; réïterez pour le moins trois
fois toute l'operation, & juſqu'à ce
que le regule ſoit blanc & luiſant comme de l'argent de coupelle.

L'huile de genêvre , ou l'eſprit de
therebentine pur & clair qui ſort le
premier de la diſtillation, tirent au
bain-marie de ce regule pulveriſé une
huile rouge comme du ſang, qu'on
rectifie avec l'eſprit de vin. Cette
huile a les mêmes vertus que le baume

L iij

de fouffre d'antimoine. On en donne trois ou quatre gouttes dans du vin chaud trois fois la femaine pour guerir les maladies du pulmon, la toux, l'afthme, le vertige, les points dans les reins & la vieille toux. Broyez ce regule en poudre impalpable, & le mettez dans un grand vaiffeau de verre rond, à un feu doux de fable, l'antimoine fe fublimera ; abbattez tous les jours avec une plume ce qui fe fera fublimé, & le faites tomber au fond du vaiffeau, jufqu'à ce qu'il ne fe fublime plus rien, & que tout refte au fond. Vous aurez un regule d'antimoine fixe & précipité : mais ne vous laffez pas, car cela demande beaucoup de temps & de peine. Broyez le précipité en poudre impalpable ; mettez-le dans une cave humide pendant fix mois fur un marbre ou pierre qui foit propre & plate. Il commencera à fe réfoudre en liqueur rouge & pure dont les féces fe fépareront, c'eft feulement le fel qui fe réfoud. Filtrez la liqueur, mettez-la dans une cucurbite ; retirez le flegme par l'alambic pour l'épaiffir jufqu'à pellicule.

Remettez à la cave & vous aurez de beaux criſtaux. Séparez-en le flegme ; ils feront tranſparens, mêlez de couleur rouge ; purifiez-les encore une fois dans leur propre flegme, ils deviendront tous blancs, & vous aurez le veritable ſel d'antimoine. Sechez ce ſel, & y mêlez les trois parts de terre de Veniſe appellée tripel ; diſtillez à feu fort, l'eſprit blanc paſſera le premier, enſuite l'eſprit rouge qui devient auſſi blanc. Rectifiez doucement cet eſprit & ſublimez au bain ſec, ou au bain-marie. Vous aurez une autre huile blanche du ſel d'antimoine diſtillé, qui eſt beaucoup inferieur au ſel cy-deſſus fait de la teinture rouge.

Cet eſprit de ſel guerit les fiévres quartes & autres ; il rompt la pierre dans la veſſie ; il provoque l'urine, guerit les gouttes & purifie le ſang.

Pour faire le Mercure d'antimoine.

Prenez du régule fait comme il eſt enſeigné cy-deſſus huit parties, une partie de ſel d'urine humaine clarifié & ſublimé, une partie de ſel armoniac,

& une partie de fel de tartre. Mêlez
tous vos fels dans un vaiffeau de terre, verfez deffus du vinaigre diftillé
& fort; fcellez hermetiquement, &
digerez pendant un mois entier à feu
convenable. Puis mettez le tout dans
une cucurbite, & diftillez le vinaigre
au feu de cendre, jufqu'à ce que les
fels reftent fels. Ajoûtez aux fels trois
parts de terre de Venife, & pouffez
par la cornuë à feu fort, vous aurez
un efprit admirable. Verfez cet efprit fur vôtre regule en poudre, & les
mettez en putrefaction pendant deux
mois. Diftillez-en doucement le vinaigre. Mêlez enfuite avez le refidu
quatre fois autant pefant de limaille
d'acier, & diftillez par la cornuë à
feu violent : alors l'efprit de fel qui
paffe emporte avec luy le mercure en
fumée dans le recipient qui doit être
fort grand & à demy plein d'eau. L'efprit de fel fe mêle avec l'eau, & le
mercure fe raffemble en mercure vif
& coulant au fond du vinaigre.

Huile de Mercure d'antimoine.

Pour la faire, prenez du mercure dont on vient de parler, passez-le par le cuir ; versez dessus quatre parties d'huile de vitriol tres-rectifié ; retirez l'huile, les esprits demeureront avec le mercure. Poussez à feu fort, il se sublimera quelque parties. Remettez ce sublimé sur le residu, mettez sur le tout de nouvelle huile au même poids que cy-devant ; recommencez toute l'operation trois fois, & à la quatriéme fois broyez ce qui se sera sublimé avec la terre, il deviendra clair & pur comme du cristal.   Mettez-le dans un vaisseau circulatoire, avec autant d'huile de vitriol & trois fois autant d'esprit de vin ; circulez jusqu'à ce que la séparation se fasse, & qu'enfin le mercure se resolve en huile qui surnage comme de l'huile d'olile. Cela fait, séparez cette huile de tout le reste: mettez la dans le vaisseau circulatoire avec de fort vinaigre distillé, & les laissez ainsi environ vingt jours : l'huile qui avoit sur-

nagé reprendra son poids & tombera
au fond ; & tout ce qu'il y a de reste
de venin demeurera dans le vinaigre
qui restera troublé. Cette huile mer-
veilleuse est le remede des lépreux. Elle
est aussi excellente contre l'apoplexie,
parce qu'elle fortifie le cerveau & les
esprits : elle rend l'homme indus-
trieux & le rajeunit ; car l'Auteur
dit qu'elle fait tomber les ongles &
les cheveux aux malades de longues
maladies ; elle guerit toutes sortes de
maladies en purifiant le sang ; elle
guerit radicalement toutes les maladies Veneriennes, & il seroit difficile
d'en rapporter toutes les vertus. Si
on prépare bien ce remede, on peut
se vanter d'avoir une teinture qui
ne cede en merite qu'à la pierre philosophale.

Fixation du Mercure commun.

L'Auteur dit que le mercure commun se fixe par le moyen des esprits métalliques dont la mere de saturne abonde, sans quoy il est impossible de le fixer ;
à moins que ce ne soit avec la pierre

philofophale qui le rend fufible &
malleable comme les autres métaux.
La methode de tirer ces efprits métalliques, eft la même que celle que
mon Frere a obfervée fur toutes les
minieres ou terres métalliques.

CONCLUSION.

Mercure des Philofophes.

IL eft facile de comprendre par tous
ces procedez, que l'on peut faire
les mêmes ou femblables operations
avec les minieres, matieres, & meres
de tous les métaux, auffi-bien qu'a-
vec celles de l'antimoine & du faturne.
Bien davantage, il eft manifefte que
ces minieres étant préparées & réin-
crudées par la methode de mon Frere,
comme la mere de vitriol, de falpêtre & de fel; ce font autant de diffolvans radicaux de métaux : & que
celuy qui feroit tiré de la miniere &
mere de l'or ou du mercure de mine
d'or, doit être le mercure des Philofophes, capable de diffoudre natu-

rellement, radicalement & essentiellement l'or vulgaire bien purifié, &
(en les cuisant ensemble philosophiquement au feu de la nature, c'est-
à-dire, au degré du feu qu'il convient,) de l'exalter en une veritable
medecine métallique pour la transmutation des métaux imparfaits. Il
faut observer qu'au lieu que Basile
Valentin ne laisse la miniere d'antimoine en digestion avec l'eau de pluie
distillée aprés la fermentation que jusqu'à la premiere effervescence dont il
fait le vinaigre des Philosophes, qui
n'est pas un dissolvant si parfait que
leur mercure; il faut laisser aller la
fermentation de la miniere jusqu'à sa
perfection, afin d'ouvrir parfaitement la matiere, & d'en tirer radicalement les principes, lesquels n'ayant
pas encore atteint le dernier état de
la nature métallique dans la simple miniere, ne donnent qu'une substance
mercurielle, c'est-à-dire, la matiere
prochaine des métaux, qui est ce que
les Philosophes appellent leur mercure.

Ce mercure ou dissolvant des Phi-

Iosophes est bien different du grand circulé ou alkaest de Paracelse; l'un & l'autre different de l'esprit universel dont ils sont sur-abondámment animez. Leur principale difference ne consiste pourtant qu'en ce que le mercure des Philosophes est specifié & déterminé à la nature métallique; au lieu que l'alkaest est un dissolvant general & indéterminé. L'un & l'autre ne different de l'esprit universel, qu'en ce que celuy-cy est la forme & l'ame des deux autres dans lesquels est concintré & souverainement exalté. Ainsi la matiere ou le corps de l'alkaest doit aussi être universelle & indéterminée, pour convenir à la résolution radicale, naturelle & essentielle generalement de tous les corps sublunaires sans réaction, telle qu'est l'eau pure élementaire, sur laquelle l'Esprit de Dieu (qui est cet Esprit universel) étoit porté à la création du monde; le même Esprit dont toute la terre est remplie, *spiritus Domini replevit orbem terrarum* : le même qui fit la séparation de la lumiere d'avec les tenebres qui couvroient la face de l'abîme

& qui fut concentré dans les aftres
avec cette lumiere, comme dans des
fources fecondes & inépuifables ; d'où
il fe répand abondamment dans l'im-
menfité des cieux , & dans la vafte
étenduë des airs, par le moyen de ce
l'on appelle leurs influences ; ainfi que
les effets fenfibles & continuels de celles du Soleil & de la Lune le prouvent
invinciblement. C'eft-à dire , par la
fplendeur & l'irradiation de leurs differentes lumieres , qui font des écou-
lemens feconds , agiffans & magnifi-
ques de cet efprit, qui eft l'ouvrier
incomprehenfible de toutes les merveilles de la nature. Lumieres qui font
encore, comme elles feront jufqu'à la
confommation des fiecles , l'ornement,
l'éclat & la clarté du firmament ; ainfi
que la beauté , le luftre & la fecondité des Elemens par l'illumination, (*ut*
illuminent terram) avec laquelle ils féparent la lumiere effentielle & inte-
rieure que les Elemens ont reçuë d'a-
vec les tenebres dont elle eft obfcur-
cie. *Et pofuit eas (ftellas) in firmamen-*
to cœli, ut lucerent fuper terram & præ-
effent diei & nocti, & dividerent lucem

& tenebras. Séparation, mouvement, illumination, qui font le premier principe de toutes les generations fublunaires.

Mais ce n'eft ny mon intention, ny mon deffein de traiter de ces matieres. Je diray feulement, à la confufion de ces préfomptueux, qui ofent témerairement condamner les transmutations qu'ils ignorent ; que celles qui fe font à leurs yeux dans toute la nature, par la production des êtres nouveaux, & dans leur propre corps par la converfion des mêmes alimens en tant de fubftances differentes & en tant de differens organes dont la machine du corps humain eft compofée, & en pierres mêmes qui fe forment dans le corps : toutes ces tranfmutations, dis-je, prouvent fenfiblement & manifeftement que la tranfmutation des êtres, non feulement n'eft point impoffible, mais qu'au contraire elle eft tres-réelle, effective & ordinaire, rien n'étant fi commun dans la nature, ny plus facile à un ferment parfait convenablement uni aux matieres propres & bien difpofées, ainfi que l'in-

flammation ſubite de la poudre à canon, & l'action inſtantanée & mor-
tifere de quelques poiſons le mon-
trent viſiblement. Car les fermens
ſont les agens formels & les cauſes
efficientes des tranſmutations. C'eſt
ainſi que le ferment pétrifiant qui a-
bonde dans l'Arabie deſerte, & principalement ſur les bords de la mer
rouge, change en fort peu de tems
des melons, des ſerpens, des champignons, des morceaux de bois, &
même de groſſes bûches en pierres :
Comme mon Frere qui l'a vû, l'aſſure
dans ſon Chapitre ou Traité de la
Manne, en parlant de la vertu coagulative de celle du Mont Sinaï, dont
il a fait & rapporte l'experience.

Où eſt donc la répugnance & l'im-
poſſibilité de préparer, purifier, exalter ſi parfaitement le ferment de l'or
qu'il puiſſe promptement communiquer ſa vertu orifique aux métaux imparfaits, qui, ſelon tous les Philoſophes, ne different qu'accidentellement, & ne ſont tous qu'un or plus
ou moins crû, & tout enſemble plus
ou moins chargé d'impuretez ? Parce

que

que nôtre ignorance & la foiblesse de
nôtre génie nous refusent la pénetration de ce myftere, eft-ce une raifon
pour en nier abfolument la poffibilité ?
Qui croiroit celle de la poudre à canon & de fes admirables & terribles
effets, fi l'on n'en voyoit l'experience ? Pourroit-on raifonnablement en
nier la poffibilité pour ne la pas comprendre, & n'en fçavoir ny la compofition, ny la promptitude, ny l'activité, ny l'impetuofité, ny le feu,
ny la violence ? Combien de chofes
font-poffibles dans la nature, qui paffent la portée de nos foibles intelli-
gences ?

Il y a bien plus de raifon de condamner l'orgüeil de ces temeraires
critiques ; ainfi que l'avarice & le déreglement de ceux qui ne s'infatuent
de l'efperance de réüffir en cette mifte-
rieufe recherche, que dans le deffein
de fe remplir des illufions du fiecle,
& de s'enyvrer des vains plaifirs de
cette vie mortelle. Au contraire, on
ne peut fans doute affez loüer ceux
qui tâchent de profiter, comme feu
M. l'Abbé Rouffeau avoit fi heureu-

sement fait, des lumieres des grands
Philosophes qui ont traité de cette
medecine mystique & parfaite, pour
parvenir à la découverte des voyes
de la nature dans la production de ses
merveilles, & pour l'imiter dans la
préparation des grands remedes que
la charité leur fait chercher pour le
soulagement du prochain.

L'art avec la nature, ou plutôt la
nature aidée part l'art, avance & perfectionne une infinité de productions,
qui sans le secours de l'art seroient
extrêmement tardives & imparfaites.
C'est sur ce principe que la medecine
opere la guerison de la plus grande
partie des maladies. Elle sépare ce
qui est nuisible, exalte la vertu des
médicamens, fortifie la nature & luy
procure par ces moyens la facilité de
se rétablir promptement dans ses fonctions, & de reprendre sa santé, c'est-
à dire, son état de perfection : au lieu
que si elle étoit abandonnée à elle-
même, elle succomberoit souvent
sous le poids du mal, ou traîneroit
en longueur, sans pouvoir qu'à peine & avec une longue suite de tems

diſſiper les cauſes de la maladie, réparer ſes forces & reprendre ſa premiere vigueur.

Il eſt donc de la dignité des grands
Princes & de l'utilité du public, d'a-
nimer, comme fait nôtre auguſte &
incomparable Monarque, les grands
Génies à la recherche des Remedes
extraordinaires, & à manifeſter les
myſteres des Philoſophes. Mais s'il
eſt poſſible qu'il y ait des Remedes
univerſels, comme on n'en peut pas
raiſonnablement douter aprés tout ce
que nous en avons prouvé ; comment
celuy qui a refuſé d'entendre ſeulement la ſimple lecture du procédé que
nous luy avons propoſé pour Sa Majeſté, pourra-t'il s'excuſer d'avoir
ainſi privé d'une ſi belle & ſi utile
connoiſſance le plus grand Roy de
l'Univers ?

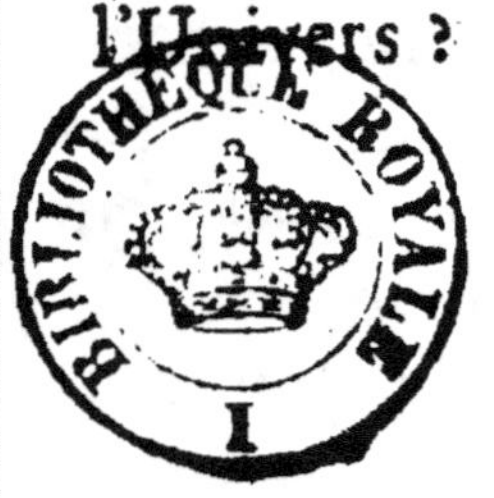

F I N.

M ij

Livres qui se vendent chez Claude Jombert Libraire à Paris, Quay des Augustins, prés la grande porte de l'Eglise, à l'Image Nôtre-Dame.

Le Neptune François, ou Recueil des Cartes Marines, levées & gravées par l'ordre du Roy, grand infolio   30 l.

Traité Mathematique, contenant les principales Définitions, Problêmes & Theorêmes d'Euclide, l'Arithmetique en toutes ses parties, la Trigonometrie, la Longimetrie, la Planimetrie & la Stereometrie, les Fortifications Françoise, Hollandoise, Italienne & Espagnole, la maniere d'attaquer & de deffendre les Places, la Perspective Militaire, & la Geographie universelle, par Theodoric Luders, grand infolio. 15 l.

Les Oeuvres d'Architecture d'Antoine le Pautre, Architecte ordinaire du Roy, contenans divers Plans & Elevations d'Eglises, Palais, Châteaux, Portes de Villes, Fontaines, &c. fol.   15 l.

Les Edifices antiques de Rome, dessinez & mesurez tres-exactement par Antoine des Godetz Architecte, fol.   22 l.

L'Art de tourner, ou de faire en perfection toutes fortes d'Ouvrages au Tour : dans lequel l'on trouve les principes & élemens du Tour qu'on y enseigne méthodiquement pour tourner tant le Bois, l'Ivoire, &c.

que le Fer & tous les Métaux, enrichi de
quatre vingt Planches, par le R. P. Char-
les Plumier Religieux Minime, fol.   15. l.
Traité du Jardinage selon les raisons de la Nature & de l'Art, divisé en trois livres contenant divers Desseins de parterres, pelouses,
bosquets, & autres ornemens servans à l'em-
bellissement des Jardins, par Jacques Boy-
ceau Ecuyer, enrichi de plus de cent Planches, fol.   12 l.
Methode pour bien dresser toutes sortes de
Comptes à parties doubles par Claude Irson, Juré Teneur de Livres, fol.   8 l.
Pratique generale & methodique des Changes,
par le même Irson, seconde édition, in 4. 6 l.
Bibliotheca Juris Canonici veteris in duos
tomos distributa, operâ & studio Guillelmi
Voelli Theologi ac socii Sorbonici, & Hen-
rici Justelli, 2. vol. fol.   24 l.

OEUVRES DE M. VAILLANT.

Numismata ærea Imperatorum, Augustarum, & Cæsarum in Coloniis, municipiis
& urbibus Jure Latiro donatis ex omni
modulo percussa, fol. 2. vol.   24 l.
Historia Ptolemæorum Ægypti Regum, fol.
8 l.
Historia Regum Syriæ, in 4.   9 l.
Numismata Imperatorum Romanorum præ-
stantiora à Julio Cæsare ad Posthumum &
Tyrannos, 4. 2. vol.   12 l.
Numismata Imperatorum, Augustarum &
Cæsarum à populis Romanæ ditionis græcè
loquentibus ex omni modulo percussa,
in 4.   6 l.

OUVRAGES DE M. OZANAM DE L'ACADEMIE ROYALE DES SCIENCES.

gles rectilignes, sans les Tables de Sinus,
12.   1 l. 10 s.
La Geometrie Pratique du Sieur Boulenger,
nouvelle édition augmentée de plusieurs
Notes, d'un Traité de l'Arithmetique par
Geometrie, par M. Ozanam, 12.   2 l.
Traité de la Sphere du monde par le Sieur
Boulenger, nouvelle édition corrigée &
augmentée par M. Ozanam,   30 s.
La Gnomonique universelle, ou la science de
tracer les Cadrans solaires sur toutes sortes
de surfaces, tant stables que mobiles, 8.
enrichi de 54. Planches gravées en taille-
douce, par M. Richer,   3 l. 10 s.
Les quinze Livres des Elemens Geometriques
d'Euclide, & son Livre des Donnez, avec
un Traité sommaire de l'Algebre, 8 2.
vol.   4 l. 10 s.
L'usage du Compas de Proportion, nouvelle
édition, reveuë, corrigée & augmentée,
par le Sieur des Hayes, 8.   2 l. 10 s.
           DE MONSIEUR LE CLERC,
Traité de Geometrie, 8.   3 l. 10 s.
Nouveau Systeme du Monde, conforme à l'E-
criture Sainte, 8.   2 l. 10 s.
Pratique de la Geometrie sur le papier & sur
le terrain, enrichie de 200 Planches gravées en taille douce, 12.   3 l.

*On trouve chez le même Libraire un grand
nombre d'autres Livres sur toutes sortes de
Matieres, & en toutes sortes de Langues.*
              .1707.